U0251772

精准防治
"网球肘"

林　强◎主编

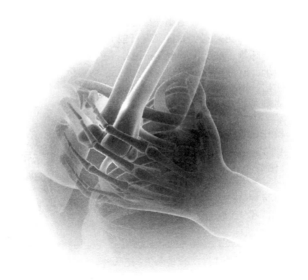

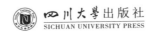
四川大学出版社
SICHUAN UNIVERSITY PRESS

图书在版编目（CIP）数据

精准防治"网球肘" / 林强主编. — 成都：四川大学出版社，2023.11

ISBN 978-7-5690-6471-1

Ⅰ. ①精… Ⅱ. ①林… Ⅲ. ①肘关节—关节疾病—治疗 Ⅳ. ① R68

中国国家版本馆 CIP 数据核字（2023）第 222360 号

书　　名：精准防治"网球肘"
　　　　　Jingzhun Fangzhi "Wangqiuzhou"
主　　编：林　强

选题策划：李波翔　许　奕
责任编辑：倪德君
责任校对：张　澄
装帧设计：墨创文化
责任印制：王　炜

出版发行：四川大学出版社有限责任公司
　　　　　地址：成都市一环路南一段 24 号（610065）
　　　　　电话：（028）85408311（发行部）、85400276（总编室）
　　　　　电子邮箱：scupress@vip.163.com
　　　　　网址：https://press.scu.edu.cn
印前制作：四川胜翔数码印务设计有限公司
印刷装订：成都市新都华兴印务有限公司

成品尺寸：140mm×210mm
印　　张：4.375
字　　数：116 千字

版　　次：2023 年 12 月 第 1 版
印　　次：2023 年 12 月 第 1 次印刷
定　　价：26.00 元

扫码获取数字资源

四川大学出版社
微信公众号

本社图书如有印装质量问题，请联系发行部调换

基金资助：

中医特色诊疗技术提升项目
（No. TSJS2016003）"调 肘 术"
治疗"网球肘"

治肘有方，擎肘无虞

　　健康是人全面发展、幸福生活的基石，也是国家繁荣昌盛、社会文明进步的重要标志。《"健康中国2030"规划纲要》为全民健身运动提出了要求，每个人都是自己健康的第一责任人。羽毛球、网球、乒乓球等运动项目是群众喜爱的体育活动，由于大部分人没有受过专业的训练，在运动的过程中，可能会引起关节损伤。肘关节是极容易损伤的关节之一。肘外侧部的疼痛是引起上肢疼痛的常见原因，因此，肱骨外上髁炎（俗称网球肘）成为门诊中的常见疾病。

　　笔者有幸于2012年进入上海中医药大学附属岳阳中西医结合医院"严隽陶全国名老中医药专家传承工作室"学习，开始在严隽陶老师的指导下，对四肢关节的疾病进行研究；2013年，笔者开始攻读严隽陶老师的硕士研究生，并把肱骨外上髁炎作为研究对象；2016年，笔者申请的课题"调肘术"治疗"网球肘"，获得上海市中医特色诊疗技术提升项目（编号TSJS2016003）的资助；2018年，在上海中医药社区卫生服务研究中心主办的"骨关节疾病的中西医结合特色治疗培训班"上，笔者讲授了该治疗方法；同年，笔者在上海市第一人民医院开设了肱骨外上髁炎的专病门诊。

　　自Runge于1873首先报道肱骨外上髁炎以来，研究者对其病因提出了多种假设，但至今尚无统一的认识。根据流行病学调查，肱骨外上髁炎的总人口发病率为1‰～3‰，以青壮年居多，在性别上女性发病率约为男性的3倍。根据临床数据统计，肱骨外上髁炎的患者多数为 40 岁左右，好发于前臂劳动强度较大的人群，约 50％的网球运动员可患本病，多因急性扭伤、拉伤引发，羽毛球、高尔夫球的运动员也会因肘部肌腱、韧带、筋膜损伤而出现本病。肱骨外上髁炎是一种常见的职业病，保守治疗可以使超过 90％的患者明显好转，手术治疗主要针对那些保守治疗无效者。手术治疗患者除了需要承受较大的痛苦，还可能因瘢痕引起术后粘连，远期疗效也难以令人满意。目前可以选择的治疗方法颇多，但要实现一次性根治、不再复发则是困难的。

另外，我们发现不能过分强调肘部症状是由局部原因所致，远处的结构如颈椎、胸椎病变同样也可以产生肘部疼痛，因此，局部肘关节治疗配合脊柱治疗，往往可以取得非常好的疗效。

近年来，随着科技进步及电子产品的普及，人们不论工作、生活或者娱乐都很难离开计算机、平板电脑和智能手机，经常抱孩子的妈妈及中老年妇女也成为患肱骨外上髁炎的高危人群，在 40 多岁的家庭主妇中肱骨外上髁炎的发病率可高达 10％。肱骨外上髁炎因易反复发作，严重影响患者的身心健康及日常生活质量，成为目前"大众健身"亟须解决的问题。

如何更好地缓解患者的焦虑、抑郁和疼痛，恢复肘关节的正常功能呢？除了各种积极的治疗方法，对该疾病的充分认识也是取得临床疗效的关键。基于此，笔者萌发了编写本书的想法，希望通过系统介绍该病的病因病机、评估手段、治疗和预防方法、名家经验等，解答读者对该病的疑惑，在疾病早期阶段介入，选择适合的治疗方法，从而取得满意的治疗效果，以缩短病程、消除焦虑、预防复发，真正做到"治肘有方，掣肘无虞"。

目　录

● 中西医治疗和预防篇

● 名家经验篇

基础理论篇

肘关节是由哪几个关节组成的？

肘关节由肱骨远端和桡尺骨近端组成，是一个典型的复合关节，包括三个关节：肱尺关节、肱桡关节和桡尺近侧关节。其中，肱尺关节由肱骨滑车与尺骨半月切迹构成，属于蜗状关节，是肘关节的主体部分；肱桡关节由肱骨小头与桡骨头凹构成，属于球窝关节；桡尺近侧关节由桡骨环状关节面与尺骨的桡骨切迹构成，属于车轴关节。

其中肱骨小头与桡骨头相关节，肱骨小头外侧为肱骨外上髁，是前臂伸肌的起点，是肱骨外上髁炎常见的压痛点，既是诊断的要点，也是治疗的靶点。肱骨小头及外上髁在体表可扪及，这对于确定病变部位及手术入路有着重要的作用。

附着于肘关节的局部韧带有哪些？

附着于肘关节的局部韧带主要有 4 个。

1. 尺侧副韧带：分为三束，呈扇形行于内上髁冠突与鹰嘴之间。前束自内上髁至冠突，为一坚固的圆形束，伸肘时紧张；后束止于鹰嘴内侧，较薄弱，屈肘时紧张；中束为斜行纤维，由尺骨鹰嘴至冠突，可加深滑车切迹。尺侧副韧带可稳定肘关节，防止屈肘时其过分移向外侧。

2. 桡侧副韧带：呈扇形，起于外上髁，向下止于桡骨环状韧带，并延长至桡骨外面。此韧带可稳定肘关节，防止桡骨向外脱位。

3. 桡骨环状韧带：由坚韧的纤维构成，围绕桡骨头，与尺骨的桡骨切迹合成一个上大下小的环，对维持桡骨头的位置有重要作用。

4. 方形韧带：起于尺骨上端的桡骨切迹下缘，止于桡骨颈。其前部纤维限制桡骨的过度旋后活动，后部纤维限制桡骨的过度旋前活动。

起于肱骨外上髁的肌肉有哪些？

起于肱骨外上髁的肌肉主要有桡侧腕长伸肌（extensor carpi radialis longus，ECRL）、桡侧腕短伸肌（extensor carpi radialis brevis，ECRB）、指总伸肌（extensor digitorum communis muscle，EDCM）、小指伸肌（extensor digiti minimi，EDM）、尺侧腕伸肌（extensor carpi ulnaris，ECU）及肘肌（anconeus）。其中 ECRB、ECRL、EDCM 及旋后肌（supinator）共同构成伸肌总腱。这些肌肉共同完成肘关节的屈伸与旋转运动。

营养肘关节外侧的血管有哪些？

肘关节外侧的血供主要源于桡动脉。此外，还有来自骨间总动脉的分支骨间返动脉的血供。桡动脉为肱动脉终支之一，在起点处不远发出桡侧返动脉。桡侧返动脉、桡侧副动脉（由肱动脉发出）以及骨间返动脉共同为桡侧腕短伸肌总腱膜部供血。这些动脉形成动脉网，分布于伸肌总腱起始部提供营养。

支配肘关节外侧的神经有哪些？

前臂伸肌群的支配神经都源于桡神经。桡神经是臂丛后侧束的最大终末支，接受来自第 5 颈椎至第 1 胸椎的神经纤维。桡神经由肱骨干上从内侧走向外侧，经肱二头肌长头和内侧头之间向后行，至肱骨背侧的神经沟，在肱骨外上髁上方约 10cm 处穿出外侧肌间隔，此处桡神经被肱三头肌外侧头肌肉起始部的纵横交叉的纤维包绕。出外侧肌间隔后，桡神经于肱二头肌、肱肌、肱桡肌之间继续下行，至肱骨外上髁上方 3～5cm 发出支配肱桡肌和桡侧腕短伸肌的肌支。接着桡神经便分叉，分成桡神经感觉支（浅支）和桡神经运动支（深支，即骨间后神经），支配桡侧腕短伸肌的肌支可从桡神经主干发出，也可从桡神经浅支发出。支配桡侧腕短伸肌的肌支一直位于桡神经深支的浅面并与之伴行，直到桡神经深支进入旋后肌管。所谓旋后肌管，即桡神经深支穿过旋后肌的一个肌性间隙，此处的旋后肌纤维从桡侧近端向尺侧远端排列，而神经周围的肌纤维呈半环状包绕神经。

肘关节的活动范围有多大？

肘关节的结构决定其只能绕冠状轴做屈伸运动，屈曲幅度可达 145°左右，后伸为 10°左右；绕垂直轴旋内和旋外，运动幅度为 10°～15°，女性可达 25°左右。后伸运动以肱尺关节为主，尺骨在肱骨滑车上运动，桡骨头在肱骨小头上运动。在伸直肘关节时，前臂与上臂不在一条直线上，上臂轴与前臂轴的延长线相交形成一个向外开放的角度，约 165°～170°，其补角为 10°～15°，称为提携角。肘关节处于伸展位时，提携角使前臂远离正中线，增大了运动幅度；肘关节处于屈曲位时，提携角使前臂贴近正中线，有利于精细操作。

何谓肱骨外上髁炎？

肱骨外上髁炎（lateral epicondylitis，LE）亦称肱桡关节滑囊炎、肱骨外上髁骨膜炎，俗称网球肘（tennis elbow，TE），是一种常见的伸肌总腱起始部相关疾病，也是导致肘关节外侧痛的重要原因之一。在临床上十分多见，肱骨外上髁炎是推拿科、康复科、骨科、针灸科和疼痛科的常见病种和优势病种。

肱骨外上髁炎与特定的运动如网球、羽毛球、乒乓球、高尔夫球等有一定联系，也与重复性、精密性、高强度的工作或活动有关。一些非体力劳动者如白领、教师和公务员突然从事体力劳动，也可诱发本病。值得注意的是，现在较多的"妈妈肘""奶奶肘""外婆肘"，可能与照料婴幼儿，做较多抱、提、拉等动作有关。

以前认为肱骨外上髁炎的发病机制是肱骨外上髁处的伸肌总腱受到过度的牵拉导致的肱骨外上髁局部无菌性炎症；目前主流学说认为是肱骨外上髁伸肌总腱的退行性改变，而非常规意义上的炎症反应，而其中以桡侧腕短伸肌总腱的损伤为著，是一种肌腱末端病。

临床症状主要表现为肘部疼痛，疼痛可放射至上肢，且常伴手部与腕部活动受限，患者常常因为拧毛巾、扫地、抱娃等日常动作出现疼痛，休息时疼痛明显减轻或消失；较重者疼痛呈持续性，可反复发作，甚至出现持物易掉落。

网球肘和肱骨外上髁炎是同一个疾病吗？

我们在临床中经常会听到，有的患者说得了网球肘，有的医师却说是肱骨外上髁炎，那这两个病名是同一个疾病吗？临床上对此疾病的认识确实经历了一个有趣的过程。

1873 年，德国内科医师 Runge 第一次用德文记录并描述了该病，将其称作"书写者痉挛"，并分析了该病的原因，同时采用灼烧肱骨外上髁处皮肤，造成局部组织瘢痕硬化的方法治疗该病，文献显示 1 年的随访结果良好。1883 年，英国医师 Morris 在《柳叶刀》上发表的论文将该疾病命名为"草地网球臂"，同年 Major 首次应用了"网球肘"这一名称并沿用至今。

"肱骨外上髁炎"一词最早出现在 1914 年 Coues 的文章中，他认为该病表现为肱骨外上髁处的骨膜炎。1979 年，Nirschl 和 Pettrone 发现在该病患者的桡侧腕短伸肌起始部有不成熟成纤维细胞和血管浸润。随后的研究进一步发现，该病符合退变性肌腱病的组织学特征：杂乱排列的不成熟胶原蛋白，伴随密集的不成熟成纤维细胞和血管增生，这种组织学改变被命名为血管成纤维细胞增生。所以，2001 年 Rayan 将该疾病命名为"肘关节外侧腱病"，又有学者觉得将该病命名为"肱骨外上髁病"更为准确。这个疾病的命名过程也是人们对该病的认识过程，在这些命名当中，无论大众还是专业领域，"网球肘"一词还是最常用的，考虑它的历史地位和中外简洁的命名方法，笔者在本书中沿用了

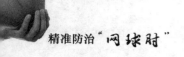

精准防治"网球肘"

"网球肘"这个名词。

网球肘的发病率高吗？

网球肘是门诊常见疾病之一，容易反复发作。根据临床统计，网球肘患者以青壮年居多。一项观察性研究通过观察 5871位达到工作年龄的芬兰人，提出网球肘的发病率为 1.3%。一般人群的总发病率可能接近 1%~3%。国内报道的发病率较国外高，好发于 40 岁左右中年人，又被称为"四十肘"。白领、家庭主妇、打字员、油漆工、水泥工等多见，重体力劳动者的发病率为 7%，女性和男性之比约为 3∶1，通常为单侧肘关节发病，并且好发于优势肘（约占 70%），双侧肘关节发病在临床上比较少见。

该病网球运动员的发病率高达 50%。一项针对美国网球协会（United States Tennis Association，USTA）的 529 名业余网球运动员的调查发现，肘关节是最易受伤的关节，约占所有关节损伤的 20%。在这项调查中，肘关节损伤的患病率为每 100名运动员（平均年龄 46.9 岁）中发生 10.6 例损伤，发病率为每 1000 小时运动中发生 0.6 例损伤。损伤风险随年龄增加而升高，在≥30 岁的调查对象中，肘关节损伤的终生发病率为 50%，40岁以后的发病率更高。每天打球超过 2 小时者的损伤风险可升高 2~4 倍，但每周打球长达 6 小时者损伤风险并未升高。在连续 3届法国网球公开赛的 700 多名运动员中（包括资深运动员），仅 1 例发生网球肘。这说明网球肘在专业运动员中不常见，而在业余运动员中较常见，这可能是技术差异所致。

网球肘更常发生在从事单一、重复性工作（如长时间打字）

— 8 —

的人群。随着科技的发展，人们不论工作或者生活都很难离开计算机、手机，经常抱孩子的人群也成为患网球肘的主要人群，在40多岁的家庭主妇中发病率可高达10%，门诊中因工作及生活备受网球肘困扰的患者与日俱增。

网球肘的预后如何？

网球肘是一种自限性疾病，大多数患者随着时间的推移，症状会慢慢改善，一般认为其可在12个月内自行恢复。有些患者预后较差，可能的预后影响因素包括工作时高体力负荷、累及优势侧、伴发颈痛（伴或不伴神经根受累征象）、症状持续时间超过3个月以及就诊时疼痛严重。另外，患者的心理状态也是很重要的预后影响因素。

最新研究表明，网球肘患者中，12个月内自愈率达92%。通过积极的保守治疗，90%～95%的患者在6个月内可以治愈。最终有5%～10%的患者经过治疗症状无缓解，则可以考虑通过手术治疗缓解疼痛。

何谓颈源性网球肘？

1976年，Zohn和Mennell首先提出肘关节外侧痛可能与前斜角肌有关。Gunn和Mibrandt随后报道了颈神经根病变引起肘关节外侧痛的病例。Nirschl也发现了第6、第7颈椎神经根卡压和颈椎骨性关节炎可引起肘关节外侧痛。国内也有研究报告

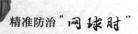

指出，颈神经根病变可能是造成肱骨外上髁疼痛的一个原因，认为颈神经根和桡神经分支双重神经卡压导致了肱骨外上髁处的无菌性炎症。

在网球肘患者中，约 40％为颈源性网球肘，必须从颈椎入手，对颈神经根卡压进行治疗，解除神经根的压迫或炎症，网球肘才能得到彻底治愈，防止复发。

何谓胸源性网球肘？

北京按摩医院王友仁主任医师认为任何疾病在人体都不是孤立存在的，根据脊柱相关疾病的理论基础和多年的临床实践，王友仁主任医师提出了所有伤科疾病都应从脊柱入手的观点。经过不断的临床实践，王友仁主任医师发现纠正第 3 胸椎的错位能有效改善甚至消除肘部的疼痛。

胸源性网球肘的发病机制与肋间臂神经有关，该神经主要由第 2 肋间神经外侧皮支的后支与第 1、第 3 肋间神经外侧皮支组成，其下行分布于尺骨鹰嘴附近。故第 3 胸椎位置异常可影响该神经，导致其分布区域的疼痛和活动障碍，特别是其支配的尺骨鹰嘴附近的疼痛将引起肘部的炎症反应和退行性改变，间接导致肘关节失稳。通过调节第 3 胸椎来治疗胸源性网球肘，是非常关键的方法。

何谓顽固性网球肘？

1980 年，Nirschl 提出经局部保守治疗、系统治疗 3 次以上且病程在半年以上仍未获得痊愈，或病程迁延、反复发作的网球肘为顽固性网球肘。

一般认为，经过保守治疗超过 6 个月仍不能有效缓解疼痛是进行手术治疗的适应证，这一类网球肘被称为顽固性网球肘（obstinate tennis elbow）或慢性网球肘（chronic tennis elbow）。

病因病机篇

西医认为网球肘的发病机制有哪些？

网球肘的发病机制较复杂，随着对其病因的不断认识，可归纳为两类：局部病因及神经源性因素。对其发病机制，目前并无统一的定论，主要有微神经血管束卡压学说、环状韧带创伤性炎症及变性学说、伸肌总腱起始部损伤学说、桡神经分支受累学说、肉芽组织增生累及腱膜学说、肌腱末端囊肿炎症学说、肌腱退行性改变学说和双重神经卡压学说。下面我们就分别来介绍一下这些学说。

何谓微神经血管束卡压学说？

在肱骨外上髁上，附着的肌肉主要有桡侧腕长伸肌、桡侧腕短伸肌、指总伸肌、小指伸肌、尺侧腕伸肌等，因此会有大量的微神经血管束穿行。肘关节的劳损或者外力刺激引起局部退行性改变，就会使得该处的微神经血管束卡压。

该学说最早由乔若愚等提出，乔若愚等认为人体的神经血管束分布广泛，各处的肌肉周围的结缔组织中都有神经血管束穿行，正常的肌肉弹性一般很好，可收缩、可舒张，但是肌腱组织相对来说弹性则差一些，因此在肌肉收缩或舒张时，穿行在肌腱旁的神经血管束若得不到充分的缓冲，就会受到损伤。而且在肌肉劳损后，无论是由于自身年龄的增长还是局部肌肉的过度使用，都会出现肌肉退行性改变、组织纤维化甚至钙化，此时的肌肉弹性明显下降，肌

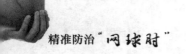

肉周围的神经血管束也会很容易受到卡压出现损伤的情况。

乔若愚等用临床事实证实了其提出的观点，具体方法：利用手术对网球肘患者伸肌总腱的微神经血管束进行结扎或切断，术后常规抗炎，并对患者进行随访，随访结果显示该方法非常有效。后来也有学者报道的一些研究结果证明此理论：陆晓文在显微镜下准确找到微神经血管束将其切断，并对肱骨外上髁局部进行显微松解，结果治愈率超过 90％、有效率则高达 100％。对切断的微神经血管束做病理检查时发现其血管管壁增厚，神经则发生炎性变化，出现变性以及水肿。

何谓环状韧带创伤性炎症及变性学说？

桡骨环状韧带位于桡骨环状关节面周围，其主要功能是固定桡骨头，防止桡骨头脱出。Bosworth 使用手术治疗网球肘，术中切除环状韧带时看到患者环状韧带有轻度增生，将切除物做病理检查，发现环状韧带发生了变性，其组织结构发生明显的改变等。Bosworth 由此提出环状韧带创伤性炎症及变性是网球肘的病因之一。

Hackl 和 Sasaki 对网球肘患者进行手术时，发现患者的环状韧带有增厚的迹象，经过观察后发现其还出现了细胞核变性、透明样变性、结构排列紊乱等病理改变。这一发现说明网球肘的发病与环状韧带的病变有着密切的关系。Hackl 还观察到环状韧带将桡骨小头包绕其中，所以肌肉收缩带动桡骨小头旋转时，会对附近的神经血管束造成巨大的压力，因此，环状韧带的损伤也可产生疼痛。

何谓伸肌总腱起始部损伤学说？

伸肌总腱起始部损伤学说认为，网球肘的发生主要是由于伸肌总腱起始部发生了损伤，尤其是桡侧腕短伸肌起始部。Coonard 在给网球肘患者做手术时，发现大部分患者伸肌总腱都有微小的撕裂，肌腱与骨之间可见新骨形成，对肌腱做病理检查时发现其改变主要为胶原束和血管的分解、局部纤维样变性、钙质的聚集。

何谓桡神经分支受累学说？

根据解剖可知，附着于肱骨外上髁处的伸肌肌群主要是由桡神经分支支配，因此有学者想到采用手术的方式，切除支配肱骨外上髁的桡神经分支，从而达到缓解疼痛的目的。Kaplan 在临床上采用切断支配肱桡关节及肱骨外上髁的两根桡神经分支治疗网球肘，术后患者反应良好，疼痛明显好转，效果显著。由此，Kaplan 认为桡神经分支受累是网球肘的病因之一。

何谓肉芽组织增生累及腱膜学说？

Lan Goldie 认为成年人在肱骨外上髁远端腱膜下有一间隙，

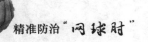

含有疏松结缔组织，当发生网球肘时，腱膜下间隙即被肉芽组织填充，并有血管增生、水肿及小圆上皮细胞浸润。这些变化累及腱膜。由于肌肉的过度活动，在早期引起腱膜下间隙内组织水肿，随之是纤维性渗出，并开始出现血管增生及粘连形成。伸肌用力收缩时，粘连撕裂引起肉芽组织的反应性增生，逐渐充满腱膜下间隙。腱膜下间隙的容积减少更容易因机械刺激而出现网球肘的症状。因此 Lan Goldie 认为肉芽组织增生是主要的病因，切除肉芽组织可消除症状。

何谓肌腱末端囊肿炎症学说？

田得祥认为网球肘有典型肌腱末端病的改变。其肌腱止点部可因久伤出现纤维断裂甚至形成类似囊肿的改变、肌腱变性、血管增生，继发止点部骨质增生或肌腱的钙化、骨化。和髌腱末端病一样，在肌腱的周围也有表面的筋膜粘连、血管增生，肌腱下的疏松结缔组织也有损伤性炎症与粘连，恰好和髌腱周围炎改变相似。

何谓肌腱退行性改变学说？

1999 年，Kraushaar 和 Nirschl 从网球肘的病理组织中发现了成纤维细胞、断裂的胶原纤维以及增生的血管组织，并未找到中性粒细胞、淋巴细胞及巨噬细胞等炎症细胞。因此他们提出了网球肘是肌腱的退行性改变引起的，而并非肌腱组织的炎症性改变。这个观点其实就是伸肌总腱起始部损伤学说的进展，并得到多数学者的认同。

肌腱退行性改变的过程主要分为四个阶段：第一阶段为肌腱炎症，在伸肌总腱起始部出现急性炎症反应，临床医师所描述的肌腱炎便是这一阶段。如果损伤持续，即进入第二阶段，出现成纤维细胞、血管增生以及胶原蛋白紊乱，逐渐侵入正常的纤维组织，引起肌腱变性。第三阶段为持续的病理改变引起肌腱结构完整性的破坏。第四阶段为肌腱损伤的同时，伴随其他病理改变，如纤维化、胶原组织的软基质钙化等。肌腱退行性改变的原因主要是过度负荷、慢性劳损。肌腱与肌肉不同，其血供较差，长期牵拉容易造成肌腱缺血，并生成氧自由基等导致再灌注损伤。因此肌腱的耐受力较差，当应力超过肌腱的耐受程度时，就会产生微小的撕裂，众多的微小撕裂累积到一定程度将导致肌腱的退行性改变。

何谓双重神经卡压学说？

1976 年，Zohn 和 Mennell 首先提出肘关节外侧痛可能与前斜角肌有关。Gunn 和 Mibrandt 随后报道了颈神经根病变引起肘关节外侧痛的病例。Nirschl 也发现了第 6、第 7 颈椎神经根卡压和颈椎骨性关节炎可引起肘关节外侧痛。国内学者谢继辉、陈德松等通过 20 例尸体上肢（左、右各 10 例）解剖，发现桡神经发出分支支配肘关节外侧；在大鼠肱骨外上髁感觉神经处行辣根过氧化物酶逆行追踪实验，以及人体肱骨外上髁部电生理检查，结果显示肘关节外侧的神经支配或肘关节外侧深部感觉支配来自第 5 颈椎至第 1 胸椎神经根，而且以第 7 颈椎神经根为主。

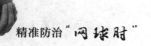

颈神经根臂丛的卡压与肘关节外侧痛关系密切。这些研究报告指出，颈神经根病变可能是造成网球肘的一个原因，认为颈神经根和桡神经分支双重神经卡压导致了肱骨外上髁处的无菌性炎症。

我们上肢的任何活动均牵涉颈椎，如打网球、羽毛球等体育活动，搬抬重物，长时间对着计算机工作等都可能对颈椎造成损伤，从而导致颈椎退行性改变。第 5 至第 7 颈椎节段退行性改变导致颈神经根受到卡压，从而导致肱骨外上髁部桡神经分支易感性增强、耐受性下降，对局部软组织的刺激更敏感，造成或加重肱骨外上髁部的无菌性炎症。

Upton 和 McComas 提出的双重神经卡压学说认为：当神经受到卡压而造成轴浆运输受阻时，远端轴突缺乏足够的营养物质，对外在压迫、刺激的敏感性增加，耐受力下降，更容易产生神经刺激症状，继而引发或加重局部无菌性炎症。同时，一个轻微卡压引起的轴浆运输减少不至于引起神经退行性改变，即不出现临床症状。但当第二个卡压慢慢出现时可加重轴浆运输的减少，使之低于远端神经退行性改变的安全阈值，易在远隔部位产生卡压症状，而在近端则表现为亚临床症状。

网球肘会遗传吗？

随着对网球肘研究的深入，最新研究认为，遗传基因的表达也是其发病的危险因素。2015 年，Altinisik 等对网球肘的遗传基因进行研究，发现并第一次报道了 COL5A1 基因的 BstUI 和 DpnII 变体是网球肘发生发展的不良因素。Altinisik 等还发现试验组中的两组等位基因 BstUIA1 和 DpnIIB2，其获得该基因的频率明显高于对照组，两组差别具有统计学意义，所以判定携有

COL 5*A* 1 基因的 BstUIA1 和 DpnIIB2 等位基因的人更可能患网球肘。这无疑是网球肘研究史上的一次非常重要的发现，为治疗该病提供了新的思路。不过其详细的发病机制还需要更深入的研究。

糖尿病患者是不是更容易患网球肘？

有研究发现血糖异常亦是导致网球肘发生发展的危险因素。2010 年，Otoshi 等研究发现，糖化血红蛋白（HbA1c）≥6.5mmol/L 的人群，网球肘的患病风险是血糖正常人群的 3.37 倍。

网球肘为什么会那么痛？

局部疼痛、活动痛是网球肘的主要临床症状。目前，网球肘的疼痛机制尚不明确，虽然发病初期存在炎症反应及肌腱众多的微小撕裂造成的退行性改变，但这并不足以解释网球肘患者疼痛症状的变化，尤其是顽固性网球肘患者的慢性疼痛症状。

很多学者对网球肘的疼痛机制进行了多方面的研究，发现网球肘的疼痛可能与以下几个方面相关。

1. 神经化学反应：21 世纪初，Alfredson 等对持续疼痛的顽固性网球肘患者进行研究，从患者的桡侧腕短伸肌中发现了能够传递疼痛信息和产生疼痛的 P 物质，以及能够促进 P 物质释放并增强其活性的降钙素基因相关肽。这为解释网球肘的疼痛机制提供了一种可能。

2. 神经卡压：研究发现桡侧腕短伸肌可能压迫桡神经的后支，而肌肉的反复收缩会加重对桡神经的压迫，从而引发肱骨外上髁处的局部疼痛。这一观点为手术松解治疗网球肘提供了理论依据，也为网球肘疼痛机制提供了新的解释。

3. 肌腱缺损：Coombes 等从顽固性网球肘患者的肌腱病理组织中发现肌纤维缺损、坏死的迹象，认为由于肌肉未充分使用或应力遮挡，长期处于低应力的肌腱会变得薄弱，易受损伤，这种肌腱的缺损可能导致疼痛相关抑制或者疼痛恐惧，进而使患者感到剧烈疼痛。

中医古籍对网球肘是如何认识的？

"网球肘"属于西医学疾病名称，相当于中医学的"肘劳""肘痛""伤筋""痹证"等。

《素问·痿论》记载："阳明者，五脏六腑之海，主润宗筋，宗筋主束骨而利机关也。"宗筋为诸筋之会，阳明所生之气血滋润濡养宗筋，约束骨骼而利于关节的活动。《素问·五藏生成》记载："诸筋者皆属于节。"唐代王冰注："筋气之坚结者，皆络于骨节之间也。"即所有的筋都属于关节。《素问·长刺节论》记载："病在筋，筋挛节痛，不可以行，名曰筋痹，刺筋上为故，刺分肉间，不可中骨也……病在肌肤，肌肤尽痛，名曰肌痹……病在骨，骨重不可举，骨髓酸痛，寒气至，名曰骨痹。"《张氏医通》记载："痹痛者，有六道经络，各加引经药乃验……痹臑之前廉痛者属阳明，升麻、白芷、干葛为引经；后廉属太阳，藁本、羌活；外廉属少阳，柴胡、连翘；内廉属厥阴，柴胡、当归；内前廉属太阴，升麻、白芷、葱白；内后廉属少阴，细辛、当归。"《素问·宣明五气》记载："久视伤血，久卧伤气，久坐伤肉，久立伤骨，久行伤筋，是谓五劳所伤。"长时间行走，损伤机体之筋，筋伤则与过劳有关。《杂病源流犀烛》记载："诸痹，风、寒、湿三气，犯其经络之阴而成病也……痹者，闭也。三气杂至，壅蔽经络，气血不行，不能随时祛散，故久而为痹。或遍身或四肢挛急而痛者，或有不痛者，病久入深也。"指出痹证的病因病机以及痹证的辨证要点。《圣济总录·伤折门》记载："论曰诸脉从肉，诸筋从骨……若乃仓猝之际，坠堕倒仆，折伤蹉跌……究图疗治。"《素问·生气通天论》记载："有伤于筋，纵，其若不容。"如果筋肉受伤，其关节的活动也会受到一定程度的限制，不受自体的支配。

中医认为网球肘的病机有哪些？

中医学说的两大致痛机理是疼痛有虚实之不同，因实者谓"不通则痛"，因虚者谓"不荣则痛"。劳累损伤、营卫不固、寒湿侵袭经络，使经络气血运行不畅、壅滞不通，形成"不通则痛"；素体不足、气血虚弱导致肌肉经络失于濡养，不能耐受劳损，形成"不荣则痛"。

中医认为网球肘主要是由于风寒湿之邪侵犯关节，或因外伤劳损、久病导致陈旧瘀伤未去，从而使气血循行不畅，经络阻滞不通，引起疼痛；另外，素体虚弱，气血不足，则容易导致血不养筋，筋脉失于濡养，不荣亦引起疼痛；或者邪气趁虚而入，使得经络闭阻，气血凝滞，而致经络不通，从而出现肘部筋骨、关节酸楚、疼痛，甚至屈伸不利等症状。该病的病机为本虚标实。

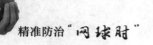

气血亏虚，血不能养筋，筋失于濡养是本；损伤后瘀血留滞，气血循行不畅，陈旧性瘀血没有祛除，新鲜的血液无法得到化生，从而导致经络不通，故风寒湿邪侵袭人体是标。

我们认为"聚沫则痛"也是疼痛的病因病机。《灵枢·周痹》记载："风寒湿气，客于外分肉之间，迫切而为沫，沫得寒则聚，聚则排分肉而分裂也，分裂则痛……独居分肉之间，真气不能周，故名曰周痹。"这是说人体感受风寒湿气，阻滞于肌肉骨节之间，产生炎症反应，分泌出炎性因子（"沫"），再加上感受风寒诱因而产生疼痛等症状。此类病症病变未及脏腑，仅发于皮肤腠理之间，因局部气血堵塞而不能周流全身，故称之为周痹。发生于肘关节的肌肤腠理之间，则为"肘痹"。

目前论治该病多从气血痹阻不通着手，亦加上祛沫散聚、舒筋通络、祛瘀活血，通其拥塞之道，使气顺血行，使之荣、使之通、使之散则不痛。这就是我们临床的治疗大法。

诊断评估篇

网球肘的临床症状有哪些?

网球肘的主要临床症状为肘关节外侧痛，以及肘关节的屈伸、旋转功能受限。刚发病时一般只会出现肱骨外上髁处轻度疼痛，大多数人可以忍受，休息后疼痛缓解，劳累后加重。随着病情进展，前臂也会出现疼痛，严重者甚至会出现整个上肢的疼痛，在腕关节用力活动时，如使劲捏拳头、拧毛巾、对抗阻力做前臂旋前运动等，疼痛感会更加明显，而在患者注意制动及避免受凉的情况下，疼痛又会逐渐减轻。

此病的预后跟患者前臂伸肌群的使用情况有着极大的关系。由于生活和工作的需求，前臂伸肌群易过度损伤，一部分患者病情会不断加重，到最后可能会出现肘关节在静止时都疼痛难耐，而且关节功能明显受限，患臂会出现乏力，在手掌向下的情况下不能负重平举。

网球肘的诊断标准有哪些?

网球肘的诊断并不困难，但其诊断标准有很多不同的表述。下面从西医和中医两个方面，介绍几个目前在临床、科研中常用的诊断标准。

1. 中医诊断标准：参照国家中医药管理局编制的《中医骨伤科病症诊断疗效标准》（ZY/T001.9-94），网球肘的诊断标准具体如下。

（1）患者既往多有肘部劳损病史，发病与职业相关，在网球运动员、家庭主妇、木工及砖瓦工等人群中多发。

（2）自觉肘关节外侧痛，前臂旋前或旋后时疼痛加重，严重时可由于疼痛出现短暂"失力"现象，曲池、肘髎或手三里穴附近压痛明显，可触及硬结或条索状物，皮肤局部一般无红肿。

（3）Mills 征阳性，即患者伸肘，腕部曲屈并将前臂旋前，检查者将患者腕关节屈曲时，若肱骨外上髁处出现疼痛则为阳性。

（4）肘部 X 线检查一般无明显改变。

根据黄桂成等主编的《中医骨伤科学（第 4 版）》，网球肘的诊断标准具体如下。

（1）本病进展缓慢，初起在过度劳损或做某些特定动作时会感觉到肘关节外侧酸胀及疼痛，休息可缓解；随着本病的进展，在做拧毛巾、扫地、拖地、转门把手等动作时疼痛会加剧，前臂无力，甚至手中拿着的东西会因为疼痛而落地；病程久了以后会转变成持续性疼痛，且影响肘关节活动。

（2）肱骨外上髁及肱桡关节间隙处有明显的压痛点，压痛可沿桡侧伸肌总腱方向扩散，肘关节的屈伸活动不会受到影响，少数患者局部轻度红肿；腕伸肌紧张试验、Mills 征阳性。

（3）肘部 X 线检查多为阴性，肱骨外上髁偶见钙化影或骨膜增厚，骨密度增高。

2. 西医诊断标准：参照中华医学会编著的《临床诊疗指南·疼痛学分册》，网球肘的诊断标准具体如下。

（1）好发人群：网球、羽毛球运动员，搅拌工作者及家庭主妇多见。

（2）临床表现：肱骨外上髁部位明显疼痛及压痛，握拳、伸腕及旋转前臂时疼痛加重。

（3）辅助检查：Mills 征阳性。

参照陈孝平等主编的《外科学（第8版）》，网球肘的诊断标准具体如下。

（1）肘关节外侧痛，在用力握拳、伸腕时疼痛加重。

（2）在肱骨外上髁、桡骨头及两者之间局限性、极敏感的压痛。

（3）Mills征阳性。

（4）肘部X线检查未见明显骨折迹象。

参照梅西埃著、戴闽等主译的《实用骨科学精要》，网球肘的诊断标准具体如下：

（1）通常有前臂伸肌的慢性牵拉损伤史。

（2）肘关节外侧痛，可波及肘两侧或前臂，提重物、拧毛巾等动作或者劳累后可加重。

（3）桡侧腕伸肌起始部（或肘关节外侧）有局部压痛。

（4）Mills征阳性。

（5）肘关节活动基本正常，肘部X线检查显示正常，排除骨性病变。

网球肘需要和哪些疾病相鉴别？

网球肘通常需要与以下疾病相鉴别。

1. 与肘部损伤相鉴别：腕屈曲和前臂旋前的同时持久性及暴发性用力，容易造成前臂伸肌总腱附丽点急性损伤，甚至撕脱性骨折，从而出现肘关节外侧痛和肘三角肿胀，肘关节屈伸和旋前旋后活动障碍。肘部X线检查可见局部明显的肿胀阴影或撕脱的骨质小片等征象。若肘部有严重的直接外伤、疼痛、肿胀和活动障碍，肘关节伸直时的肘直线和肘关节屈曲90°时的肘三角

アウト

体征常发生改变。肘部 X 线检查可明确骨折、脱位诊断。

2. 与桡管综合征相鉴别：桡管综合征与网球肘的病因及临床表现极其相似，临床表现均为前臂部及肘关节疼痛无力，但桡管综合征压痛以前臂伸肌肌腹为主，疼痛部位在伸肌肌群近 2/3 段，多集中在外上髁远端 3~4cm 处。桡管上段受压表现与桡神经干损伤相似，出现不同程度的腕下垂、虎口区麻木；桡管下段受压则表现为伸拇指障碍，在 Frohse 弓（骨间背神经在进入旋后肌时穿过的一弧形结构）及旋后肌下口部压痛明显。

3. 与神经根型颈椎病相鉴别：神经根型颈椎病引起的肘关节外侧痛与网球肘诱发的疼痛也较难鉴别，两者临床表现比较相似。神经根型颈椎病的疼痛范围大，可波及外侧髁周围、前臂上端外侧、上臂下端外侧，也可伴有同侧颈椎旁肌肉明显触压痛，疼痛性质多为刺痛、跳痛，可出现颈部活动受限及肢体麻木等。

4. 与肱桡关节滑囊炎相鉴别：肱桡关节滑囊炎患者肘部旋前、旋后功能均受限，其疼痛点的位置比网球肘略高，压痛比网球肘轻。穿刺针抽吸可见积液。

此外，网球肘须与外侧韧带损伤、肘关节后外侧夹持综合征、肘关节骨软骨炎、肘关节腱鞘炎、肘关节滑膜炎、肘关节滑膜皱襞综合征和放射性小头关节炎等疾病相鉴别。

如何根据"压痛点"进行鉴别诊断？

网球肘除了上述的鉴别诊断方法，也可根据"压痛点"的位置进行鉴别诊断。

1. 肘关节外侧软组织压痛仅限于肱骨外上髁周围的，诊断为网球肘。

2. 压痛位于肱桡关节间隙的，应考虑肱桡关节滑膜炎。

3. 压痛位于环状关节面和桡骨粗隆之间的，应考虑肱桡关节滑囊炎。

4. 压痛位于 Frohse 弓处或沿旋后肌管方向分布，并伴有伸指障碍的，应考虑桡管综合征。

5. 压痛弥漫于整个旋后肌的，应诊断为旋后肌综合征。

如何自我判断是否得了网球肘？

如果我们一时无法前往医院就诊，又想知道自己是否得了网球肘，可以通过下面几个简单的方法进行自我测试，初步判断是否患上网球肘、是否需要去医院做进一步的检查和治疗。

1. 翘指法（图 1）：将右手（以右手为例）手掌向下按在地上或桌面上，将左手手掌压在右手的指节上，然后让右手的手指努力向上翘，如果右手出现肘关节外侧痛，则可初步诊断为网球肘。

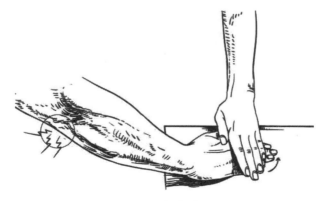

图 1 翘指法

2. 抬重物法（图2）：用右手（以右手为例）握住有一定重量的物体（如手握行李箱将其抬至与肩平行），若此时肘部有不适或疼痛感，则可初步诊断网球肘。

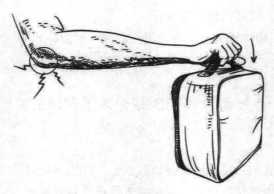

图2　抬重物法

3. 手关节屈伸法（图3）：右手握拳（以右手为例），肘关节伸直，这时给手一个外力，阻止手臂上抬，若手臂有酸痛感，则可初步诊断为网球肘。

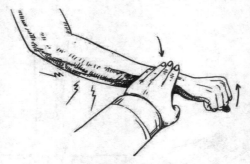

图3　手关节屈伸法

网球肘的检查有哪些？

网球肘患者的肘关节外形一般正常，局部皮温正常，无红肿，肱骨外上髁处可触及压痛点，肘关节活动度基本正常，但也可因为疼痛使得肘关节在做伸直运动时会有轻度受限。急性期的患者在做肘关节小幅度的活动时肘关节外侧就会疼痛，有些患者其疼痛还会向前臂放射。

临床常通过体格检查来诊断网球肘。常见的体格检查有Mills 征：令患者伸肘，腕部屈曲同时将前臂旋前，检查者将患者腕关节屈曲时，如患者肱骨外上髁处出现疼痛即为阳性，对诊断网球肘很有参考价值。

影像学检查：X 线检查通过检测伸肌总腱的钙化来评估网球肘，但是诊断价值有限。X 线检查一般无明显异常，若病程较长，则很有可能见到患处不同程度钙化组织形成。

我们在临床中对网球肘的诊断主要依靠病史及体格检查，只有在经过常规治疗后，疗效不明显时才会选择特殊检查。常见的特殊检查有磁共振成像（magnetic resonance imaging，MRI）、肌骨超声（musculoskeletal ultrasound，MSUS）。

MRI 和 MSUS 已被用于评估疾病的严重程度、检测相关的病理过程、排除导致肘关节外侧痛的其他主要疾病，并可量化肌腱的损伤程度。

医师如何诊断网球肘?

诊断网球肘的临床依据主要如下:

1. 外上髁及腕伸肌肌群近端局部压痛。
2. 在肘关节完全伸直状态下,腕关节抗阻力背伸时疼痛。
3. 在肘关节完全伸直状态下,被动最大程度腕关节屈曲时疼痛。

其他有助于诊断网球肘的方法包括书本试验和网球肘试验。

书本试验是让患者用患侧手拿一本较重的书,同时保持手臂抬高、肘部伸直且手掌朝下。拿书时外上髁不适即为阳性。

网球肘试验要求医师用一只手托住患者伸展的肘部,并将同一只手的拇指放在患者的外上髁处。患者抗阻握拳,前臂旋前,伸展手腕并向桡侧偏移。外上髁区域疼痛即为试验阳性。网球肘比较严重的时候,患者屈肘至 90°时采用这种手法可引发疼痛。

腕关节抗阻力旋前或旋后或握力检查也可引发疼痛,尤其是肘关节完全伸直的时候。但使用这些方法未引发疼痛并不能排除网球肘。

网球肘患者需要进行 X 线检查吗?

如果症状已持续 3~6 个月,或在恰当的初始治疗后症状仍然很严重甚至加重,通常需要进行标准的三方位肘关节 X 线检查,包括存在肘后方疼痛时的轴位片。这有利于评估患者有无骨折、骨关节炎和其他骨损伤（如关节内游离体）。轴位片用于评估肘后骨赘和肌腱内钙化。

网球肘患者需要进行磁共振成像（MRI）检查吗？

MRI 对骨与软组织水肿或出血具有高分辨率和灵敏度，是一项无创、有价值的检查方法，美国骨科医师学会（American Academy of Orthopaedic Surgeons，AAOS）推荐 MRI 用于评估急性或慢性肘部损伤。

MRI 作为一种无创检查，具有软组织分辨率高，多方位、多参数、多序列成像的特点，其多序列、任意平面扫描及三维成像等手段可较好地帮助诊断。正常伸肌总腱在 MRI 上显示为位于肱骨外上髁的垂直走向结构。由于其肌腱含水量较少，在任何序列中其均为均匀低信号。肌腱及韧带病变在灌注加权成像和 T2 加权像（T2-weighted imaging，T2WI）上显示最佳（抑脂或不抑脂），肌腱变性在 T1 加权像（T1-weighted imaging，T1WI）及 T2WI 上常表现为等信号，可无或伴有肌腱增厚。不同时期的网球肘患者的 MRI 表现有所差异，初期一般可见伸肌总腱的增粗，随着病情的发展，伸肌总腱又会变细，到后期则会出现伸肌总腱撕裂，仅部分与肱骨外上髁相连。

具体检查方法：患者取仰卧位，患肢自然伸直于躯干旁，掌心朝上，整个上肢适当垫高使其处于同一平面，并适当固定。肘关节为避免与躯干直接接触，应尽量靠近主磁场中心，用包裹式表面线圈包绕整个肘关节，线圈中心定位于内外上髁水平连线。患者均常规行冠状面快速自旋回波（fast spin echo，FSE）T1WI、快速恢复 FSE（fast recovery fast spin echo，FRFSE）

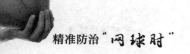

T2WI，水平面 FSE T1WI、FRFSE T2WI；18cm×18cm，矩阵 320×256，层厚 2mm，层间距 0.2mm。

根据 MRI 图像表现，桡侧腕短伸肌损伤程度可分为 0 级（正常）、Ⅰ 级（轻度）、Ⅱ 级（中度）、Ⅲ 级（重度）。0 级：肌腱在所有图像上均表现为边界光滑的条状低信号阴影；Ⅰ 级：肌腱连续，有增粗或变细，或轻微撕裂，撕裂区域宽度不大于伸肌总腱起始部宽度的 20%，T2WI 上呈点片状稍高信号；Ⅱ 级：肌腱撕裂区域宽度为伸肌总腱起始部宽度的 20%~80%，T2WI 上可呈条片状等或者稍高信号，T2WI 上呈高信号；Ⅲ 级：肌腱撕裂区域宽度超过伸肌总腱起始部宽度的 80% 或肌腱完全断裂，远端回缩，T2WI 上呈水样信号。

网球肘患者需要进行肌骨超声（MSUS）检查吗？

近年来，MSUS 以无创、实时动态地观察组织病变、可重复性好等优点逐渐发展为一门独立的新型学科。越来越多的医师开始使用 MSUS 来诊断网球肘，以评估肌腱的完整性和病理学改变。

灰阶超声（gray－scale ultrasonography，GS）是检测肌腱病变最常用的一种 MSUS 技术，它可以清晰地显示肌腱组织的肌纤维结构，能及时准确地发现其形态、纹理等解剖结构的改变。此外，MSUS 中的能量多普勒超声（power Doppler ultrasonography，PDU）可以灵敏地反映肌腱组织中血管的存在和分布情况，对病变肌腱组织内血流的诊断有较高的准确度，对网球肘有较高的诊断效能。

经验丰富的 MSUS 医师可以发现肌腱的异常表现，如增厚、起始部撕裂、钙化以及可通过彩色血流多普勒显示的新生血管。肌腱的正常厚度存在个体差异，所以确定肌腱厚度是否异常的最佳参照物为对侧肌腱（假设其无症状）。多普勒血流增多属于本病的表现，但不能用于确诊；多普勒血流消失时应评估有无其他疾病。

正常伸肌总腱在超声上为条带样高回声结构，回声均匀一致，连续性好，而病变伸肌总腱明显增厚，以局部减低、不均质回声为主，内部可见强回声钙化，伴肌腱撕裂时可见不规则片状或条状低回声，边界不清，部分患者肱骨外上髁骨皮质回声毛糙，不光整。有研究发现伸肌总腱增厚与网球肘的疼痛显著相关。

MSUS是无创检查，通常是患者的首选，可用于术前定位病变或指导注射治疗。

中医学对网球肘是如何辨证分型的？

对于网球肘的辨证分型，各个医师稍有不同，参照《中医骨伤科病证诊断疗效标准》（ZY/T001.9－94），可以将网球肘分成以下几型。

1. 风寒侵袭：肘部酸痛麻木，屈伸不利，得温痛缓，遇寒加重，舌苔薄白或白滑，脉弦紧或浮紧等。

2. 湿热蕴结：肘关节外侧痛，局部压痛明显，有热感，活动后疼痛减轻，伴有口渴不欲饮、舌苔黄腻、脉濡数等。

3. 气血两虚：起病时间较长，肘部酸痛反复发作，肘关节外侧压痛，提物无力，喜揉喜按，伴有面色苍白、少气懒言、舌淡苔白、脉沉细等。

网球肘的疗效评价标准有哪些？

《中医骨伤科病证诊断疗效标准》（ZY/T001.9－94）中关于本病的疗效评价标准如下。

1. 治愈：肘部疼痛完全消失，且无不适感，正常功能活动不引起疼痛，肘关节外侧无压痛，Mills 征阴性。

2. 显效：肘部疼痛明显减轻，正常功能活动不引起疼痛，提重物或长时间保持同一姿势时有轻微疼痛，肘部微触无压痛，重按时有轻微疼痛，Mills 征弱阳性。

3. 有效：肘部疼痛有所减轻，正常功能活动可引起轻微疼痛，肘部轻触有轻微压痛，重按时压痛一直存在。

4. 无效：症状无明显改善。

参照蒋协远等主编的《骨科临床疗效评价标准》，网球肘疗效可分为优、良、中、差 4 个等级，具体评价标准如下。

1. 优：肱骨外上髁疼痛完全解除，患者对治疗结果满意，没有感到握力下降，腕关节背伸时不诱发疼痛。

2. 良：肱骨外上髁疼痛偶尔发生，用力活动以后出现疼痛，患者对治疗结果满意或感到握力有轻微下降，腕关节背伸时不诱发疼痛。

3. 中：用力活动后肱骨外上髁感到不舒服，但与治疗前比较要好得多，患者对治疗结果满意或中等满意，感到握力轻微或中度下降，腕关节背伸时诱发轻度或中度疼痛。

4. 差：肱骨外上髁的疼痛没有减轻，患者对治疗结果不满意，感觉握力明显下降。

参照 Verhaar 网球肘效疗评分，网球肘的疗效评价具体如下。

1. 治愈：肘部疼痛完全消失，患者自觉握力无下降，腕关节背伸时不会引起疼痛。

2. 显效：肘部偶尔疼痛，常在用力活动后出现，患者自觉握力无或轻微下降，腕关节背伸时不引起疼痛。

3. 有效：疼痛有减轻，病情有好转，患者自觉握力有轻或中度的下降，腕关节背伸时会引起轻或中度的疼痛。

4. 无效：疼痛无减轻，患者自觉握力有明显的下降。

总有效率＝（治愈例数＋显效例数＋有效例数）/总例数×100％。

如何测量肘关节的活动度？

肘关节活动度的测量是指使用通用量角器对患者的患侧肘关节活动度进行测量并记录其变化，评估经过治疗后患者肘关节活动度的改善。

肘关节活动度的测量项目有四项，包括肘关节伸直及屈曲、前臂旋前及旋后。由于网球肘主要影响患侧的前臂旋前功能，进行前臂旋前动作时，患者往往肘关节外侧、肱骨外上髁部位会发生剧烈疼痛，因此，临床上主要针对肘关节屈曲与前臂旋前两个角度进行测量。

正常参考范围：肘关节屈曲范围为 $0°\sim135°$ 或者 $0°\sim150°$，前臂旋前范围为 $0°\sim80°$ 或者 $0°\sim90°$。

如何测量握力？

网球肘常见临床表现为肘关节外侧痛、握力下降、持物不稳。我们可以借助电子握力计测量患者握力，作为观察指标以及评估预后的指标。通常有两种测量方法。

1. 握力指数（grip strength index，GSI）：测量时患者站立，双臂自然下垂，患侧手以最大力量握紧电子握力计，并记录此时的测量值。测量 2 次，取较大握力值，并按照公式 [握力指数＝握力（kg）/体重（kg）×100] 计算出握力指数。握力指数代表每公斤体重的握力，是反映人体肌肉最大力量的良好指标，可以用来检测前臂和手部肌肉的力量大小。网球肘患者握力都有不同程度的减退，握力指数可以精准判断前臂肌群的最大力量，以评估治疗前后的握力恢复情况，是临床上较为常用的指标。

2. 无痛握力（pain free grip strength，PFG）：借助电子握力计，检测患者在无痛状态下开始用力至诱发局部疼痛时的握力值。具体检测方法：患者取站立位，双手自然下垂置于身体两侧，患侧手抓握电子握力计，逐渐用力直到诱发肘部疼痛时松开握力计，记录松手前测量值。重复以上步骤 3 次，每次间隔 20 秒。3 次的平均值即为患者的无痛握力。无痛握力的特异度和灵敏度较高，相对握力指数，能更好地反映患肢的功能情况，是一种反映网球肘患肢功能的有效指标。无痛握力的大小还可以预测网球肘的预后状况，已在临床上使用多年。

何谓视觉模拟评分？

视觉模拟评分（visual analogue scale，VAS）是临床上应用广泛的疼痛评估方法，该法可行性及灵敏度较高，是临床上评估网球肘疼痛程度的首选方法。具体操作如下。

通常使用 10cm 长的直尺，两端分别标有"无疼痛（0 分）"和"最严重的疼痛（10 分）"。测量时，直尺的正面朝向患者，让患者指出能代表自己疼痛程度的位置，医师可根据患者所示的位置得出相应分数。3 分及以下疼痛程度较低，基本不影响患者的工作和生活；4～6 分为中度疼痛，对工作影响较大，对生活有轻度影响；7～10 分为剧烈疼痛，严重影响患者的工作和生活。

何谓网球肘评估问卷？

网球肘评估问卷（patient－related lateral epicondylitis evaluation，PRTEE）用于评估网球肘患者的功能，包括两个分量表：疼痛分量表和功能分量表。

疼痛分量表包括 5 项（休息、重复使用、疼痛最轻、疼痛最重和提购物袋）；功能分量表包括两个方面，指定动作 6 项（扭开门锁、携带公文包、拿起水杯、拧开罐子、穿脱裤子、拧毛巾）和日常活动 4 项（个人活动、日常家务、日常工作、休闲活动）。记录患者在评估时的最大疼痛分值：无痛为"0"，最痛为

"10"，中间表示不同程度的疼痛。疼痛分量表（5项）最佳分数
＝0，最差分数＝50。功能分量表中指定动作（6项）的最佳分数
＝0，最差分数＝60；日常活动（4项）的最佳分数＝0，最差分
数＝40；功能分量表得分＝（指定动作＋日常活动）/2，最佳分
数＝0，最差分数＝50。总分＝疼痛分量表得分＋功能分量表得
分，最佳分数＝0，最差分数＝100。

　　本量表设计较为严谨，能够较客观地反映肘关节疼痛评分及
功能评分，目前国外一些学者较常使用此量表，中国香港也逐渐
开始使用该量表。本量表的亮点之一在于分为疼痛和功能两个分
量表，亮点之二在于情景具体化，如疼痛分量表中分为当你休息
时、当你重复动作时、当你疼痛最轻时、当你疼痛最重时、当你
提一袋超市的杂物回家时；功能分量表又分为指定动作、日常活
动两方面，其中，指定动作如扭开门锁、穿脱裤子、拧毛巾等均
考察患侧肘关节的功能，尤其针对前臂旋前、肘关节屈曲等。这
些具体化的附加条件使该量表区别于其他疼痛或功能量表。疼痛
分量表得分越高，说明疼痛越严重；功能分量表得分越高，说明
功能障碍越严重。

何谓 Mayo 肘关节功能评分？

　　Morrey 等 1981 年提出该评分系统，最初用于全肘关节置换
患者的手术疗效评估。Mayo 肘关节功能评分（Mayo elbow－
performance score，MEPS）是对于一些能够引起肘部疼痛、肌
力降低、活动度减少、稳定性降低以及运动障碍的疾病的首选评
估方法，是临床上用来观察肘关节功能障碍改善情况的常用评估
方法。该评分系统满分为 100 分，分为疼痛（45 分）、运动功能

（20分）、稳定性（10分）、日常活动（25分）四个部分来评定肘关节功能。

结果判定：优，90分及以上；良，75～89分；可，60～74分；差，60分以下。

何谓日常生活活动能力评估？

日常生活活动（activities of daily living，ADL）指人们在每天生活中，为了照料自己的衣、食、住、行，保持个人卫生整洁和进行独立的社区活动所必需的一系列基本活动，是人们为了维持生存及适应环境而每天必须反复进行的、基本的、最具有共性的活动。常用的标准化ADL能力评估工具有Barthel指数、改良Barthel指数及功能活动问卷等。

Barthel指数（Barthel index，BI）简单、可信度高，是目前临床应用最广、研究最多的一种ADL能力评估方法。它不仅可以用来评估治疗前后的功能状况，而且可以预测治疗效果、住院时间及预后。

Barthel指数评估量表总分为100分。其中，100分表示日常生活活动能力良好，不需要依赖他人；61～99分表示有轻度功能障碍，但日常生活基本能自理；41～60分表示有中度功能障碍，日常生活需要一定的帮助；21～40分表示有重度功能障碍，日常生活明显需要依赖他人；小于等于20分为完全残疾，日常生活完全依赖他人。

何谓简化的 McGill 疼痛问卷？

简化的 McGill 疼痛问卷（short－form of McGill pain questionnaire，SF－MPQ）是在 McGill 疼痛问卷（McGill pain questionnaire，MPQ）的基础上简化而来的，是一种多因素疼痛调查评分方法，综合疼痛的生理感觉、患者的情感因素和认知成分等多方面因素设计而成，重点观察疼痛及其性质、特点、强度、伴随症状和治疗后患者所经历的各种复合因素及其相互关系，能较准确地评价疼痛的强度与性质。SF－MPQ 测评方式为自评，具体项目如下。

1. 疼痛分级指数（pain rating index，PRI）：由 11 个感觉类描述词（跳痛、刺痛、刀割样痛、锐痛、痉挛牵扯痛、绞痛、热灼痛、持续性固定痛、胀痛、触痛、撕裂痛）和 4 个情感类描述词（软弱无力、厌烦、恐惧、受罪惩罚感）构成，这 15 个描述词均用分数进行描述，0～3 分依次表示无、轻、中、重，根据患者选择的分数分别计算感觉类评分和情感类评分，再计算二者总分，即 PRI。

2. 视觉模拟评分（VAS）：详见本书前述相关介绍。

3. 现时疼痛强度（present pain intensity，PPI）：用 0～5 分将现时疼痛强度依次分为无痛、微痛、疼痛不适、痛苦、可怕和极度痛 6 个等级。

PRI 与 VAS 相结合，既可反映疼痛性质，又能定量描述疼痛程度；PRI 总分分级可用于评价疼痛性疾病的严重程度；VAS 可精确测量到 1mm，即把疼痛程度分为 100 个等级，具有足够的灵敏度，且让患者自划线段避免了暗示所致的误差；

PRI、VAS、PPI合用是有效可行的，均为定量指标，便于计算机处理，又为疼痛的临床研究提供了方便。经研究证实，SF-MPQ信度高、效度好，且指标定量、简便易行，是一种有实用价值的临床疼痛评估工具，目前广泛运用于以疼痛为主要症状的疾病的疼痛评估。

何谓上肢功能评分？

上肢功能评分（disability of the arm，shoulder and hand，DASH）用于评价患者的上肢功能情况。该评分由 30 个问题组成，分为 A、B 两个部分，其中 A 部分有 23 个问题，评估的是近 1 周内上肢活动能力情况，B 部分有 7 个问题，评估的是近 1 周内症状严重程度。每个问题有 5 个选项，每个问题的最高分为 5 分、最低分为 1 分。DASH 总分＝A 部分得分＋B 部分得分－30（最低值）。DASH 总分 0 分表示上肢功能完全正常，120 分表示上肢功能极度受限，得分越高说明患者上肢功能越差。

如何利用红外热成像技术检查网球肘？

红外热成像技术（infrared thermal imaging，ITI）是一种利用各种探测器来接收人体发出的红外热辐射信号，经计算机技术处理后以彩色热图的形式显示人体表面温度的无创、无辐射、功能性热成像技术，可以精确地记录人体体表的温度变化。1957 年有学者首次发现乳腺肿瘤部位的皮肤温度高于正常组织，红外热成像技术得到了医学界的广泛关注。

目前，红外热成像技术被应用于多个临床科室。在疼痛学领域，可以用红外热成像诊断一些疾病，这些疾病部位的皮肤温度可以反映底层组织炎症的存在，或由于临床疾病导致的血流增加或减少。对于慢性疼痛患者而言，长时间的疼痛可能导致精神压力较大、痛觉过敏、自主神经功能紊乱等，而主观的疼痛评分和痛阈测量可能不太准确，红外热成像技术便可以作为一种客观的评价工具用以评估治疗效果。

通过红外热成像的无创检测，精确记录患者表面温度场，检测患者双侧肘部温度，计算两侧温差值，以温差绝对值来量化患者疼痛程度及构建相关的功能损害临床标准，可以客观地对疼痛进行评估。红外热成像技术弥补了 X 线检查、CT 检查、MRI 检查等结构性检查方法的不足，既可以作为诊断工具，也可以判断疾病的发展及转归。

有研究采用红外热成像技术测量网球肘患者的肱骨外上髁后外侧、桡骨颈外缘、肱桡关节间隙与肱骨小头等处皮肤温度，发现患侧这些检测点的皮肤温度均明显低于健侧。该研究认为，网球肘是局部组织微小创伤长期积累导致的局部慢性无菌性炎症，表现为局部组织增生、微循环障碍，故在红外热成像技术上显示为温度降低，采用红外热成像技术定位网球肘的治疗靶点可提高其准确性，通过早期干预改善预后。陈菲等采用红外热成像技术测量并计算网球肘患者双侧肘部的温差，发现温差与疼痛强度成正相关，提倡用温差来量化疼痛，避免疼痛评估过于主观化。

中西医治疗和预防篇

网球肘的治疗方法有哪些?

网球肘的治疗可分为保守治疗与手术治疗。保守治疗是首选治疗方法,目前包括休息、使用护肘、非甾体类抗炎药(nonsteroidal anti-inflammatory drugs,NSAIDs)、封闭治疗、物理治疗、针灸、中药、导引、功能锻炼及生物学疗法等,而且在 6 个月内疗效较好。手术治疗的指征多以顽固性网球肘为主。保守治疗无创伤或者创伤小、成功率高,但有 5%~10%的患者对保守治疗反应差。一般认为,经过保守治疗超过 6 个月仍不能有效缓解疼痛是进行手术治疗的指征。

如何利用护肘进行制动疗法?

制动在网球肘的治疗过程中有着重要的作用,早期可以单纯利用制动来治疗,中后期采取其他治疗方法后也需要配合制动治疗。合理的制动可以避免因反复活动患处造成的炎症积累,减轻损伤组织的张力,使损伤的组织得到修复,促进炎症吸收,从而减轻疼痛。

根据患者前臂粗细选用相应的护肘固定。前臂测量方法:患者手臂完全伸直,用布尺绕腕一周,以 0 刻度为起点,布尺环绕一周与之重叠处的读数值即为周长值。选择大小合适的护肘使患者肘关节固定,连续佩戴 2 周,以减少伸肌活动,降低肌肉收缩张力,并将应力分散至未受损的组织,可以有效消除肘部肌肉所受的冲击，起到保护的作用。

佩戴护肘有利于缓解症状，护肘能够减轻伸肌群在肱骨止点部的应力，同时局部的加压作用能加强伸肌群力量，形成人为的次级止点，降低负荷。

护肘制动具有简单易行、经济安全的特点，适用于一些不宜使用药物治疗或局部皮肤条件较差的患者，可能在损伤后的6周内有益。但患者长时间佩戴护肘，会影响日常活动及工作，有的患者也不易接受。

如何利用肌内效贴治疗网球肘？

肌内效贴是日本学者在20世纪70年代发明的，是一种带有极佳弹性的超薄透气贴布。肌内效贴主要是利用贴布本身的延展性，贴在皮肤上形成皮肤褶皱，从而增加皮肤下间隙，加快组织液流动，改善血液与淋巴液循环，并减少炎症反应及疼痛。肌内效贴还可有效改善受损肌肉的收缩能力，并降低肌肉疲劳程度及痉挛的发生风险。另外，肌内效贴也可矫正及调整肌肉、筋膜及关节的不正常排列。

余波的研究表明，3种不同贴扎方式对网球肘患者具有不同的效果。

X形贴扎主要是减轻局部疼痛。采用X形贴布，形成自然拉力，中间为锚点，固定于肱骨外上髁疼痛处，尾向两端延展贴上。摆位为患肢前臂旋前，腕关节掌屈位。

Y形贴扎的作用是放松桡侧腕伸肌和尺侧腕伸肌。采用Y形贴布，形成自然拉力，锚点固定于背侧掌指关节处，两尾分别沿桡侧腕伸肌和尺侧腕伸肌走行延展止于肱骨外上髁。摆位为患肢前臂旋前，腕关节掌屈位。

I 形贴扎起到矫正和固定肘关节的作用。采用 I 形贴布，形成中度拉力，包绕固定肘关节，锚点固定于肱骨外上髁处，尾沿肘关节延展贴上。摆位为患肢前臂旋前，腕关节掌屈位。

贴扎频率为每天 1 次，即贴扎一次维持时间为 24 小时，持续贴扎 4 周，每周休息 1 天。

治疗网球肘常用的药物有哪些？

网球肘患者的主要症状为疼痛，因此，治疗主要是以消炎镇痛为主，使得肌腱的损伤得以恢复。非甾体类抗炎药被广泛运用于临床，包括内服和外用两种给药方式。因为网球肘肌腱变性的急性期存在炎症反应，非甾体类抗炎药可以通过抑制环氧化酶活性，进一步抑制前列腺素及致痛物质的形成。前列腺素是人体内的化学物质，可导致炎症、疼痛和发热。通过减少前列腺素的产生，实现消炎镇痛的目的。同时，非甾体类抗炎药可使已形成与释放的致痛物质不能发挥作用，从而消除局部病变部位的炎症，减轻患者的疼痛。早期运用非甾体类抗炎药可切实有效地抑制疼痛。

常用的口服非甾体类抗炎药有双氯芬酸钠、布洛芬、塞来昔布、萘普生及依托考昔等。对口服药物过敏或者胃肠道反应较大的患者，可局部外用药，同样具备一定疗效。常用的局部外用药有双氯芬酸二乙胺乳胶剂（扶他林）、辣椒碱软膏、解痉镇痛酊等。

网球肘患者有必要进行封闭治疗吗？

注射的封闭药物是由利多卡因和激素类药物如泼尼松龙、曲安奈德等配伍组成，具有强大的消炎镇痛作用，可以消除局部炎症反应，阻滞神经疼痛，用于治疗网球肘疗效显著，在骨科、疼痛科门诊被广泛应用。

一般注射方法：取醋酸泼尼松龙或醋酸氢化可的松 12.5mg，加 2％利多卡因 2mL 混合后（3mL）备用。让患者屈肘至 90°，在肱骨外上髁处找到明显压痛点，局部彻底消毒后，选用 7 号针头准确插入压痛点处，垂直进针达骨膜，患者有明显酸胀感后，将上述混合液先行推注 0.5mL，再将针头退出约 0.5mm，注入混合液 1.5mL。然后调转针头方向准确插入肱骨下端内上侧压痛点，注入余下的 1mL 混合液，轻揉 5～6 次，按压注药点。待药物吸收后医师用另一只手握住患肢腕部做肘关节的被动屈曲，以上动作反复 8～10 次后快速屈伸患肘，在无痛条件下，使粘连组织松解，改善血液循环，加速组织修复，恢复关节功能。一般 7 天封闭 1 次，1 次为 1 个疗程，个别未愈者可进行第 2 个疗程。

封闭治疗阻断了交感神经兴奋所致局部血供障碍的恶性循环，使组织营养状况得以改善，暂时解决了患处的无菌性炎症。有学者认为网球肘患者选择局部注射糖皮质激素时需谨慎，因为皮下注射糖皮质激素会导致皮下肿胀，更甚者会导致肌腱内部结构发生不可逆性的改变。Smidt 等在《柳叶刀》杂志发表了类固醇激素治疗疗效分析，认为类固醇激素的局部封闭治疗大多在 6 周内有效，而在 52 周后，有 31％的复发率。

因此，我们选择封闭治疗的时候需要注意以下几个事项。

1. 有糖尿病、消化性溃疡、活动性结核、骨质疏松的患者或注射部位有或疑有细菌性感染者禁用。

2. 严格遵守无菌操作规范，避免感染。

3. 封闭压痛点定位要准确，一般进针后要有酸胀感并回抽无血液倒流后才能注射。

如何应对封闭治疗的常见不良反应？

封闭治疗中最常见的不良反应就是疼痛，有些患者在封闭治疗1~2天后，反而出现肘部疼痛加重，这可能与药物刺激、局部压力增高有关，这种疼痛一般几天后会自然消失。如果疼痛严重，也可选择口服布洛芬等预防。

有少数患者封闭治疗后，可能出现肘部肌腱附丽点的皮肤色素改变（瓷白色）、皮下脂肪菲薄、骨突明显等表现，不仅影响美观，也会带来一些不适。这与激素激活皮下脂肪酶活性分解皮下脂肪有关。一般建议封闭治疗进行1~2次即可，且药物浓度不宜太高，不宜直接注射在皮下。一旦出现皮肤色素改变，则暴露部位应减少阳光直接照射，防止形成色素斑。

还有的患者封闭治疗后容易感染，使伤口不易愈合。这是因为激素具有抑制机体防御和修复功能的作用，使病原体更易繁殖和扩散，易致感染，使伤口不易愈合。因此，糖尿病、皮肤条件不好、肘部刚贴过膏药的患者，均不宜进行封闭治疗。

比较严重的不良反应是诱发或加重消化性溃疡。激素可增加胃酸和胃蛋白酶的分泌，抑制胃黏膜黏液分泌，诱发或加重消化性溃疡。消化性溃疡患者应当慎用。如需封闭治疗可预防性口服保护胃黏膜的药物，如雷尼替丁等，以防诱发或加重原来的病情。

中药内服如何治疗网球肘？

根据辨证分型的结果，选择施治的方药，可以选择口服中药汤剂或者中成药，起到通经活络、活血止痛的作用。

1. 风寒阻络证。

治法：祛风散寒，通络宣痹。

推荐方药：蠲痹汤（《医学心悟》）加减。常用药：羌活、独活、桂枝、秦艽、海风藤、桑枝、当归、川芎、乳香、木香、甘草。

中成药：祛风散寒类制剂。

2. 湿热内蕴证。

治法：清热除湿。

推荐方药：加味二妙散（《丹溪心法》）加减。常用药：黄柏、苍术、桑枝、秦艽、当归、乳香、防己。

中成药：清热除湿类制剂。

3. 气血亏虚证。

治法：补气补血，养血荣筋。

推荐方药：当归鸡血藤（《中医伤科学》）加减。常用药：当归、鸡血藤、桂枝、党参、白术、茯苓、白芍、熟地黄、川芎、甘草。

中成药：补气补血类制剂。

中药熏洗疗法如何治疗网球肘?

《理瀹骈文》记载:"外治之理,即内治之理;外治之药,即内治之药,所异者法耳。"中医外治和内治只是治疗方式不同。中医外治法通过药物直接作用于皮肤和黏膜,避免肝的首过效应及胃肠道酶解对药物的破坏,使药物直达病灶,充分发挥中医外治法的优势和特色。

中药熏洗疗法是以中医药的基本理论为基础的一种中医外治法。治疗时,先将处方中的中药进行煎煮,在药液温度较高时先利用蒸气熏蒸患处,然后当药液温度降至皮肤可以耐受时再对患者全身或者局部患处进行搓洗、浸浴。

吴晓梅等选择川椒、麻黄、薄荷、透骨草等中药进行熏洗治疗,具体用法是每 1 剂加水 1000mL,水煎,沸腾 25~30 分钟,滤去药渣,将药液倒入用于泡洗的盆内,用一块毛巾将整个盆覆盖起来,将患肢伸入毛巾下置于药液上方进行蒸汽熏蒸。待药液冷却变温后,再将患肢浸入药液内。每天早晚各 1 次。借助洗液的温热之力及药物本身的功效,熏洗局部皮肤,起到活血、消肿、止痛、祛瘀生新等作用。

中药溻渍法如何治疗网球肘?

中药溻渍法就是将中草药装入布袋内,将布袋用水充分浸泡后上笼屉蒸,趁热外敷在患者的机体表面。中药溻渍具有祛风散

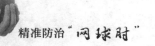

寒、舒筋活络、活血化瘀、消肿止痛等功效，中药包的热量能短时间内使局部皮温升高，使局部皮肤的血管扩张，改善肘关节周围组织的血供，使机体代谢加快，促进炎症和瘀血的消散、吸收，消除疼痛，减轻肘关节组织水肿。中药渍渍法还可使药液通过皮肤毛孔渗入肌肉关节，使中药有效成分直接作用于病变部位而发挥治疗作用。

田永志等的中药渍渍处方：艾叶 30g、川芎 20g、苏木 30g、白芷 30g、伸筋草 30g、珍珠透骨草 30g、红花 20g、细辛 10g、威灵仙 60g、醋乳香 20g、醋没药 20g、土鳖虫 20g、制川乌 15g、制草乌 15g、桂枝 30g、姜黄 20g。由制剂室将中药烘干、打粉（粒度为 200μm），用 360mL 陈醋搅拌均匀，装入 15cm×20cm×2cm 棉质、网格状的布袋内，封口。用蒸锅加水蒸 30 分钟后，取出，待药袋温度降至 45～50℃（以患者耐受为度）后敷于患处，每天 1 次，每次 30 分钟，7 次为 1 个疗程，连续 2 个疗程。

方中以威灵仙、伸筋草、珍珠透骨草、制川乌、制草乌祛风除湿、舒筋活络、消肿止痛为主，辅以川芎、苏木、红花、醋乳香、醋没药、土鳖虫、姜黄等疏导腠理、活血化瘀、温经止痛，通过热疗和药疗的双重机制发挥作用，从而更好地改善肘关节的功能。

穴位注射法如何治疗网球肘？

穴位注射法又称水针，是在针刺疗法和封闭治疗相结合的基础上，根据经络理论和药物治疗原理发展起来的一种治疗方法。穴位注射法将针刺与药物对穴位的双重刺激作用有机结合起来，发挥其综合效能，以提高疗效。

穴位注射法治疗网球肘常用注射药物包括曲安奈德注射液、利多卡因注射液及自体血液等，多取患侧肘部阿是穴、曲池、手三里等。其中，曲安奈德注射液有抗炎、抗渗出、抑制纤维细胞增生的作用，可减轻机体对损伤的反应，持久地缓解慢性组织损伤所致的疼痛。而利多卡因注射液有阻断疼痛刺激及抑制神经末梢兴奋性、扩张血管及放松肌肉的作用。

穴位注射法具体操作：选用 10mL 注射器，抽取利多卡因注射液，更换为 0.5mm 粗的针头。患者取坐位或者仰卧位，充分暴露患侧手臂，并使其患侧肘部屈曲 90°，取阿是穴，针刺角度选平刺 15°，刺入动作要轻柔，避免刺入过深伤及局部骨膜、血管、神经。其他配穴（曲池、肘髎、手三里、外关等）选用直刺。每穴根据皮肤组织层厚度决定注射量，每穴注射量一般为 0.5～1.0mL。所选穴位处酒精消毒，针刺得气后，回抽无血液流入针管后方可缓慢注射。注射后用棉签按压针眼 2～3 分钟，防止局部出血或渗液。一般隔日注射 1 次，10 次为 1 个疗程。注射过程中及注射后均需要观察患者是否出现不良反应（晕针、药物过敏等），注射部位当天禁止接触水以防感染。

物理治疗如何治疗网球肘？

物理治疗是利用电、声、光、磁、水、冷冻、加热等物理因子影响人体病变部位，以此改善血液循环，促进新陈代谢，强化肌肉力量及耐力，恢复和调节机体功能，对病变部位有镇痛、消肿、抗炎作用的一种治疗手段，以恢复患者正常活动功能和提高患者生活质量为目的。

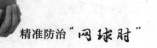
精准防治"网球肘"

网球肘的常用物理治疗包括红外线照射、中药离子导入、超声波、超短波、微波、低频脉冲、中频脉冲等。

研究表明，红外线照射、超声波、中频脉冲等均可改善网球肘患者肘部疼痛。超声波作用于人体时可产生细微的按摩作用、温热效应，从而抑制周围神经的兴奋性，降低神经传导速度，松弛肌纤维，有明显的镇痛和解痉作用；中频脉冲具有舒缓深层肌肉的按摩作用，可改善局部血液循环，使组织水肿减轻、张力下降，抑制周围神经的兴奋性，降低神经传导速度，有明显的镇痛作用。

体外冲击波如何治疗网球肘？

体外冲击波（extracorporeal shockwave therapy，ESWT）最早用于肾结石的碎石治疗，已被成功运用于多种骨骼、肌腱疾病及运动损伤性疾病的治疗。

有研究认为体外冲击波对于治疗急性和慢性网球肘都有效，并且可以阻止急性网球肘发展至慢性网球肘，是一种治疗骨骼、肌腱疾病的安全、经济、有效的治疗方法。

体外冲击波治疗仪的波源有四种，分别为气压弹道式、压电式、液电式以及电磁式，后三种冲击波为聚焦式冲击波，气压弹道式冲击波为分散式冲击波。气压弹道式冲击波通过定位和可自由移动的治疗探头，可以对广泛疼痛的人体组织产生良好的治疗效果，较其他三种聚焦式冲击波更适合治疗慢性疼痛性疾病。

具体治疗方法：清洁肘关节外侧周围皮肤，进行压痛点的定位，在皮肤上做恰当的标记并涂上耦合剂，使用 MP100 型体外冲击波治疗仪，注意避开重要血管、神经，以肘关节外侧压痛点为中心开始进行冲击波治疗。冲击压力1.2～2.4bar，冲击频率10Hz，冲击次数800～1000次。治疗前告知患者治疗过程中出现轻微疼痛是正常现象，需保持患肢初始体位，防止压痛点移位，影响治疗效果。一般每周2次，每次间隔3天，连续2周为1个疗程。

冲击波作用于人体病变部位时，可穿透皮肤、脂肪、肌腱、韧带等不同软组织，由于所接触软组织性质不同，在接触界面可以产生不同的机械应力，即应力效应，主要表现为压应力和拉应力。拉应力可松解粘连组织，从而加强血液和淋巴循环；压应力能使细胞弹性变形，从而摄取更多氧气，起到灭活激发点的作用。冲击波还可与含有气泡的组织相互作用产生空化效应，即当冲击波经过含有气泡的组织时，气泡内气体迅速膨胀，气泡在崩溃时产生较高的热量。空化效应可使细胞通透性增加，疏通闭塞的毛细血管，松解粘连的组织，起到治疗作用。

冲击波的镇痛机制主要有两方面：一是冲击波能够损伤痛觉感受器，阻断疼痛信号的进一步传导，从而起到镇痛作用；二是冲击波能够改变组织细胞周围的化学环境，并形成自由基，释放血管内皮生长因子，产生抑制疼痛的P物质，从而达到镇痛目的。

体外冲击波作为一种非侵入性、无创、精准、高效的全新疗法，其治疗网球肘的成功率高达68%～91%。

Impulse IQ智能脉冲枪如何治疗网球肘？

Impulse IQ智能脉冲枪由枪身、触头和电源线组成。触头包括单头、腰椎双触头、颈部双触头。Impulse IQ智能脉冲枪

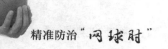

的治疗原理是冲击波治疗，与其他冲击波治疗仪器比较，Impulse IQ 智能脉冲枪的特点是冲击波的击打以芯片感应器传输的信息为依据，于接触部位以 4～12Hz 的变化进行推动冲击，避免患者因外力作用于疼痛部位而发生躲避反射，造成无效的脉冲冲击治疗。

Impulse IQ 智能脉冲枪治疗网球肘时选用低强度（100N）冲击力量对压痛点及周围肌肉进行脉冲冲击。Impulse IQ 智能脉冲枪通过冲击波直接作用于肱骨外上髁周围肌肉组织，从而实现对局部肌肉的精准刺激。Impulse IQ 智能脉冲枪通过冲击波的声强作用对局部肌肉起到瞬间空化效应，对受损的肱骨外上髁周围肌肉组织痛觉感受器起到封闭作用，刺激成骨细胞的生长。

富血小板血浆如何治疗网球肘？

自从报道了富血小板血浆（platelet rich plasma，PRP）和自体移植治疗下颌缺陷成功以来，富血小板血浆在口腔科、骨科、疼痛科等领域都获得了重视。目前关于富血小板血浆治疗网球肘的研究已经成为骨科领域的热点之一。

富血小板血浆源于自体全血浓缩，其中含有大量的促进组织细胞生长和修复损伤的细胞因子，如血小板源性生长因子（PDGF）、胰岛素样生长因子（IGF）、血管内皮生长因子（VEGF）、表皮生长因子（EGF）、血小板源性血管生成因子（PDAF）和转化生长因子 $-\beta$（TGF$-\beta$），通过将超生理浓度的细胞因子传递到损伤部位，加速或改善结缔组织修复和再生。

研究表明，影响富血小板血浆治疗网球肘临床效果的关键因素是血小板的浓度，只有适宜的血小板浓度才能促进细胞生长。

目前临床上骨科应用最广泛的富血小板血浆中的血小板浓度是全血的 5～9 倍。

富血小板血浆是通过全血离心后提取浓缩的血小板。目前富血小板血浆制备方法有很多种，通过不同的方法，全血细胞被分为 3 层：最下层富含红细胞、中间层富含血小板和白细胞、最上层为血浆。制备好的富血小板血浆需要激活才能发挥作用。激活方式分两种：第一种是将非活化富血小板血浆注射到组织内，通过内源性胶原激活；第二种是利用凝血酶和氯化钙作为激活剂在体外激活。

与局部注射糖皮质激素比较，富血小板血浆有抗炎、修复及消除慢性疼痛等优势。

干细胞如何治疗网球肘？

现有研究发现，网球肘多表现为伸肌总腱退行性改变，组织学上可以见到肌腱纤维变性、坏死，血管成纤维细胞增生。干细胞是一类具有多向分化能力的细胞，在组织修复方面展现出较好的应用前景，并已经在骨与软组织损伤治疗中取得较好疗效。将干细胞诱导分化为肌腱细胞，可以有效修复损伤肌腱，达到生理重建的目的。已有研究证实干细胞治疗网球肘是一种有效的治疗手段。

治疗网球肘的干细胞根据来源主要分为脂肪来源间充质干细胞、骨髓来源间充质干细胞和肌腱源性干细胞。然而，作为一种非常规生物治疗网球肘的方法，还需要大量临床研究验证。

网球肘患者如何进行居家锻炼？

在家中进行手腕和手臂肌群的力量性练习可以参考下面的方法。

1. 徒手拉伸（图 4）：进行温和的手腕屈伸和旋转的拉伸，每次保持 20～30 秒，重复 5～10 次为 1 组，每天至少做 2 组。应避免剧烈拉伸，不要拉伸到疼痛再现。

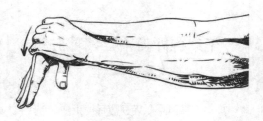

图 4　徒手拉伸

2. 弹力绷带拉伸（图 5）：将弹力绷带一端牢牢固定在脚下，另一端固定在手背上，该手肘关节笔直地越过膝盖，手腕用尽全力向后向上拉伸弹力绷带，然后慢慢放松让弹力绷带把手腕朝下拉。重复 15 次为 1 组，每组间休息 1 分钟，共做 3 组。

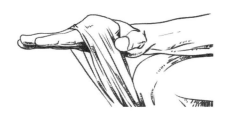

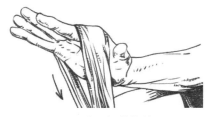

图5　弹力绷带拉伸

3. 手指伸展（图6）：把橡皮筋套在5个手指尖，伸展手指重复25次为1组，共做3组。如果阻力不够，再加一根橡皮筋或用一根厚度更大的橡皮筋。

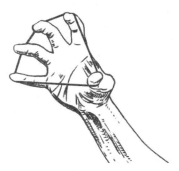

图6　手指伸展

4. 挤球（图7）：将橡胶球或网球放在手掌中挤压，重复25次为1组，共做3组。如果疼痛再现就换成折叠的海绵或泡沫。

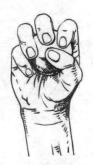

图7 挤球

5. 腕关节的强化屈伸。

（1）手腕伸展（图8）：将500g的重物放在手上，掌心朝下（内旋）。前臂支撑在桌子的边缘或膝盖上，缓慢抬起手腕（同心收缩），缓慢下降（偏心收缩）。

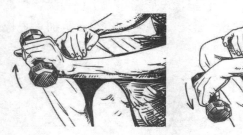

图8 手腕伸展

（2）手腕屈曲：将500g的重物放在手上，掌心朝上（旋后）。前臂支撑在桌子的边缘或膝盖上，缓慢向上弯曲手腕（同心收缩），然后缓慢下降（偏心收缩）。

每天可重复10次，每次3~5分钟。当这变得容易完成时，增加到每天重复15次。重物从500g开始，只有当你可以毫无困难地完成时，才能增加重量。

6. 腕关节强化旋后/旋前（图9）：将锤子（扳手或类似工具）拿在手中（锤子垂直于地板），以前臂为支撑，将手旋转到手掌向下位置（锤子平行于地板），返回到起始位置（锤子垂直于地板），再旋转至手掌向上位置（锤子平行于地板），重复 10 次。通过改变手离锤子头部的距离来调整阻力。

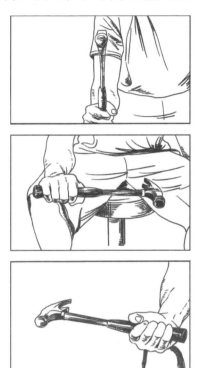

图 9　腕关节强化旋后/旋前

　　可能需要 7～10 周的时间才能感觉到疼痛减轻和握力改善，超过 70% 的网球肘患者坚持完成此训练计划后，可以痊愈，因此坚持锻炼很重要。

何谓泰勒（Tyler）式扭转训练法？

泰勒（Tyler）式扭转训练法是为网球肘患者提供离心收缩的锻炼方式，简便易行且费用低，居家即可训练。在世界著名的网球训练基地中，此方法已成为常规训练方法之一。

具体的训练方法如下。

1. 选取一根红色赛乐棒（Thera-band），用患侧手在身体前方握住赛乐棒的下端，腕关节伸直。

2. 用健侧手手心向外抓住赛乐棒的上端。

3. 用上方健侧手扭转赛乐棒，使健侧腕关节屈曲，同时用下方患侧手作为固定，此时下方患侧腕关节受负荷。

4. 双手维持上述姿势并同时向前伸肘，此时患侧腕关节伸展而健侧腕关节屈曲。

5. 在维持健侧张力的同时患侧手慢慢放松，控制患侧的用力，使赛乐棒慢慢回到非扭转状态（此动作患侧腕伸肌离心收缩）。

重复 10~15 次为 1 组，每天做 3 组。从红色赛乐棒开始，当能够轻松完成 15 次动作时，可以进阶到绿色及蓝色赛乐棒。训练过程中出现酸痛可以自行局部冷敷 5~10 分钟或使用双氯芬酸二乙胺乳胶剂（扶他林）镇痛。

肌肉能量技术如何治疗网球肘？

肌肉能量技术（muscle energy technique，MET）最初是由骨科医师 Fred Mitchell 开发的，基于自发抑制和交互抑制概念，需要患者主动参与进行一定时间的肌肉收缩，医师提供针对性阻力，在此过程中达到放松肌肉、增强特定肌肉力量及关节稳定性的目的，用于治疗软组织挛缩、减轻疼痛、拉伸紧张的肌肉和筋膜、改善血液循环。

医师精确控制施力的大小与方向，患者通过肌肉收缩对抗医师施加的阻力，以改善肌肉骨骼系统功能，缓解疼痛。

MET 的基本操作如下。

1. 收缩－放松（contraction－relaxation，CR）技术：医师将患者的关节被动活动至休息位或阻力出现的位置，固定并让患者抵抗医师施加的阻力 5～10 秒，并嘱咐患者不可屏住呼吸。该技术可以放松张力过高的肌肉，恢复本体感觉。

2. 等长收缩后放松（post－isometric relaxation，PIR）技术：医师牵伸患者目标肌肉，直至引发疼痛或能够感觉到软组织阻力，让患者在抵抗医师施加的阻力的情况下，目标肌肉进行等长收缩，但不引起关节运动，持续 5～10 秒。该技术可以延长短缩的肌肉及筋膜，降低肌肉的张力。

3. 交互抑制（reciprocal inhibition，RI）技术：医师牵伸患者目标肌肉直至患者疼痛或者感觉到软组织阻力，让患者主动收缩目标肌肉的拮抗肌，同时医师施加阻力 5～10 秒，重复 3～5 次。此项技术运用 RI 原理，可以和 CR 技术或 PIR 技术结合使用，以获得更好的疗效。

4. 收缩-放松-拮抗肌收缩技术：该技术将 PIR 技术及 RI 技术相结合，先对目标肌肉进行 PIR，然后诱发目标肌肉的拮抗肌收缩。此项技术能延长挛缩的肌肉，牵伸粘连组织并且降低肌肉张力，对挛缩的肌肉有较好的治疗效果，常用于治疗慢性疼痛、瘢痕粘连。

对网球肘患者来说，急性损伤及疼痛剧烈时（VAS 5 分以上）使用 RI 技术，非急性期使用 PIR 技术。治疗过程中遵循无痛原则，同时引导患者在治疗时配合呼吸。患者吸气时用力，呼气时放松。每周治疗 5 次，1 周为 1 个疗程。

1. 前臂伸肌群 PIR：患者舒适地坐在治疗床上，医师站在患者前方，一手握在患者前臂，另一手握在患者手部。患者将患侧前臂旋前使手掌向下，医师将患者腕关节掌屈到感觉到阻力点，让患者试着持续做腕关节背伸动作，力量约 20%。医师提供一个与患者用力方向相反的拮抗力量，在 3~7 秒的收缩后令患者停止收缩并放松，等待患者完全放松后，再将腕关节掌屈到新的阻力点，再重复 1 次，共重复 3~5 次。

2. 前臂伸肌群 RI：患者舒适地坐在治疗床上，医师站在患者前方，一手握在患者前臂，另一手握在患者手部。患者将患侧前臂旋前使手掌向下，医师将患者腕关节掌屈到感觉到阻力点，让患者试着持续做掌屈动作。医师提供一个与患者用力方向相反的拮抗力量，在 5~10 秒的收缩后令患者停止收缩并放松，间隔 30 秒后重复 1 次，共重复 3~5 次。

本体促进技术如何治疗网球肘？

本体促进技术（proprioceptive neuromuscular facilitation，

PNF）是为肌肉瘫痪和肌肉骨骼疾病引起的疼痛而设计的。此技术的应用范围比较广泛，可以用来治疗多种神经性疾病、脑疾病及运动损伤。此技术可以促进肌肉收缩、加强肌肉耐力和增强肌肉的协调性，对肌肉产生牵拉刺激作用，也可以提高肌肉反应能力和控制能力。其中对角线运动模式收缩肌肉，可以使肌肉骨骼疾病患者的肌肉收缩、四肢运动而不感到疼痛，促进身体的运动，改善患者的身体结构、功能和活动能力，从而提高患者的功能。

网球肘在康复过程中采用 PNF 有利于增强手部灵活性、眼部协调性，提高运动耐力，良肢位摆放，神经肌肉功能刺激，可有效减轻急性期患者的手功能障碍，加速手功能恢复，提高其生活自理能力和生活质量，以及提高患者康复治疗的依从性。

康复训练如何治疗网球肘？

康复训练在患者的自我功能恢复过程中有重要的作用，其中以行为干预及功能锻炼较为重要。环境学和行为学的干预包括改良桌椅、纠正姿势等，建议患者在工作中经常做短暂休息。缓慢渐进的离心运动训练和桡侧腕短伸肌的静力牵拉训练，能够有效缓解患者肱骨外上髁疼痛，改善肘部功能，且患者易于操作练习。

1. 离心运动训练（图 10）：训练时，患者取仰卧位，肘关节伸直，放置于床面上，前臂旋前使手掌向下，手掌悬垂在床沿边。首先腕关节尽量背伸，然后逐渐放松，在 30 秒后掌屈至最大程度，然后回到背伸位置。在训练中可能出现中度疼痛，但不影响训练。如疼痛严重且影响关节功能，则停止训练。如患者在训练后病情好转、疼痛或不适消失，就可以停止健侧手辅助腕关节背伸，使患侧腕关节可抵抗重力背伸。重复 10 次为 1 组，间歇 1 分钟后进行下 1 组，每天做 3 组。

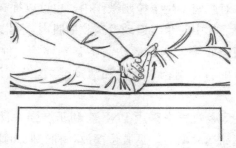

图 10　离心运动训练

2. 桡侧腕短伸肌的静力牵拉训练（图 11）：训练时，一只手的肘关节完全伸直，在另一只手的辅助下使前臂尽力旋前，手腕尽量屈曲并尺偏，根据疼痛感受决定活动幅度。保持此位置 30~40 秒后放松，间歇 30 秒后重复，每天重复 6 次，离心运动训练前后分别训练 3 次。

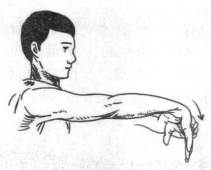

图 11　桡侧腕短伸肌的静力牵拉训练

通过延长短缩、紧张的肌群，强化伸长、松弛的肌群，重新调整关节周围各组肌肉的长度和肌张力，以期恢复正常的生物力学平衡，去除病因，最终达到治疗效果。

深层摩擦按摩如何治疗网球肘？

深层摩擦按摩（deep friction massage，DFM）是一种精确应用到肌肉、肌腱、韧带等软组织的损伤治疗技术，是治疗网球肘的常用方法，能够有效恢复软组织的弹性及减轻疼痛，促进软组织功能活动，防止粘连、瘢痕的形成。

DFM治疗网球肘的机制可能包括：

1. 实施DFM可在肘关节局部产生创伤性充血反应，增加局部血流量，抑制脊髓背角痛觉感受器，减少致痛物质的释放，从而缓解疼痛。

2. DFM能促进局部蛋白多糖的合成，促进组织液的流动，起到润滑结缔组织的作用。在肌腱结缔组织修复过程中，缺乏运动可能会导致胶原合成和降解平衡紊乱，分子间交联增加，细胞外基质含水量减少，胶原纤维数量和厚度增加，从而导致瘢痕的形成。

关节松动术如何治疗网球肘？

关节松动术（joint mobilization，JM）是一种作用于关节的操作方法，在关节活动容许范围内操作，主要用于改善关节功能障碍、解决关节活动度受限问题、缓解疼痛等。

关节松动术是治疗网球肘的常用手法。目前，关节松动术的主要流派为Mulligan动态关节松动术、Maitland关节松动术及

Kaltenborn 关节松动术等。

Mulligan 动态关节松动术的具体操作方法：患者取仰卧位，上肢完全置于治疗床上，肩内旋，肘关节放松伸直，前臂旋前。医师一只手固定患者肱骨远端外侧面，另一只手通过示指、第一掌骨掌根和虎口分散负荷，置于患者尺骨近端内侧面、肱尺关节关节线下方，然后垂直于尺骨长轴方向向外进行无痛滑动。滑动手向外侧施加的力量为医师最大力量的 2/3。医师嘱患者重复进行患侧手的抓握活动，并确保在患者放松抓握之前维持尺骨向外侧的无痛滑动。每组重复 10 次松动，共做 5 组。

Maitland 关节松动术的具体操作方法如下。

1. 肱骨桡骨关节牵张：患者取仰卧位或坐位，医师站于患者前臂尺侧、髋骨与上肢间，以上方的手固定患者肱骨，以下方的手指及大鱼际肌抓握住患者桡骨远端。确定抓到患者桡骨远端，确保没抓到尺骨远端后，将患者桡骨往远端拉，直到患者关节周围有紧绷感（微痛）后停留 10 秒，然后放松，重复 5 次。

2. 肱骨桡骨背侧滑动：患者取仰卧位或坐位，肘关节伸直并旋后至有效活动范围末端。医师以相对于患者手臂内侧的手固定患者肱骨，以外侧手的掌面抓住患者桡骨掌面，其他手指抓住患者桡骨背面，以手掌将患者桡骨头向背侧推动，直到患者关节周围有紧绷感（微痛）后停留 10 秒，然后放松，重复 5 次。

3. 肱骨桡骨掌侧滑动：患者取仰卧位或坐位，肘关节伸直并旋后至有效活动范围末端。医师以相对于患者手臂内侧的手固定患者肱骨，以外侧手的掌面抓住患者桡骨掌面，其他手指抓住患者桡骨背面，以手指将其向掌侧推动，若向掌侧滑动需要较大的外力，则医师改变位置，以手掌根部着力，朝患者掌侧推动手部背侧，直到患者关节周围有紧绷感（微疼）后停留 10 秒，然后放松，重复 5 次。

Kaltenborn 关节松动术的具体操作方法：患者取仰卧位，

患侧肘关节伸直，前臂旋前，完全放松放在治疗床上。医师站立在患侧，面对患者的躯体，靠近患者头部的手虎口环卡住患者患侧肱骨远端桡侧，确保其不会压迫到肱骨外上髁的疼痛区域。应用治疗带（宽 4.5cm）一端代替松动手环绕患者尺骨近端，并尽量接近肘关节，治疗带另一端环绕医师躯干。医师靠近患者足部的手则置于患者前臂远端背侧起稳定作用。应用治疗带施加一持续的松动力量，松动力量的方向一般指向患者肱骨外侧髁或者稍向后方，如果疼痛未得到缓解，则方向可调整为稍向前或向尾端。松动力量的大小以不引起患者剧烈疼痛为度，但肘关节可有酸胀感。松动力量的持续时间为 6~8 秒，重复 5~10 次，之间休息 2~3 秒。患肢在此期间不做任何运动。

关节松动术是一种将患者被动活动与主动活动相结合的治疗技术。有研究表明，应用关节松动术后，患者的无痛握力较治疗前有明显的提高，可快速和有效地改善患者的握力及减轻疼痛。

针刺疗法如何治疗网球肘？

针刺疗法指在中医理论的指导下把针具（通常指毫针）按照一定的角度刺入患者体内，运用捻转与提插等针刺手法来对人体特定部位进行刺激，从而达到治疗疾病的目的。研究表明，针刺疗法能够改善病变肌腱组织微循环，促进炎性物质吸收，缓解痉挛、粘连，中止损伤性信息的传导，以改善症状；同时促进脑垂体释放内源性阿片样物质、5-羟色胺及乙酰胆碱等神经递质，以起到镇痛作用。

依据"经络所过，主治所在"的取穴原则，网球肘选穴多取手三阳经（手阳明大肠经常用穴位为手三里、曲池、合谷，手少阳三焦经常用穴位为外关、中渚、天井，手太阴肺经常用穴位为尺泽、太渊、孔最），同时配合局部取穴（最常用的 9 个穴位为阿是穴、曲池、手三里、合谷、外关、肘髎、尺泽、手五里、中渚），多用阿是穴，以奏通经止痛之效。

阿是穴是针灸治疗网球肘常用的穴位。阿是穴，又名不定穴、天应穴、压痛点，一般随病而定，多位于病变附近，没有固定位置和名称。取穴方法以痛为腧，医师根据按压患者有酸、麻、胀、痛、重等感觉和皮肤变化而进行临时认定。阿是穴源于《灵枢·经筋》中的"以痛为腧"，明确提出阿是穴概念并详细阐述其临床应用者则是孙思邈，其在《千金要方》中言："有阿是之法，言人有病痛，即令捏其上，若里当其处，不问孔穴，即得便成痛处，即云阿是。灸刺借验，故云阿是穴也。"通过针刺阿是穴，并施以适当的手法，引导"气至病所"，直接抑制疼痛反应，不单可以缓解症状、解除痛苦，还可以直接影响病理变化、帮助改善气血运行。

扬刺法如何治疗网球肘？

扬刺法为多针浅刺的手法，最早记载于《灵枢·官针》："扬刺者，正内一，傍内四，而浮之，以治寒气之博大者也。"扬刺是在压痛点（病变部位的局部）中心刺一针，再在压痛点的上、下、左、右分别刺一针，并且这 4 针要浮刺、浅刺，从四周向上挑刺，其进针角度可沿皮刺或者向中心斜刺，此法为十二节刺法之一。古人主要通过扬刺法治疗面积较大的寒痹，发挥其散寒止痛、行气活血、化瘀散结的作用。

扬刺法的具体操作方法：使用 1.5 寸（5cm）毫针 5 支，首先垂直刺入阿是穴（阿是穴是针灸治疗网球肘的常用穴位）1针，在得气后留针。随后在阿是穴的上、下、左、右分别斜刺1针，共4针。局部产生明显针感后留针。

齐刺法如何治疗网球肘？

齐刺法最早出现于《黄帝内经》，是利用三针联合针刺穴位或者反应点，以增强针刺刺激量，激发体内正气，治愈疾病。《灵枢·官针》曰："齐刺者，直入一，傍入二，以治寒气小深者。"即齐刺是在针刺处正进一针，再从两旁进两针，用于治疗寒邪部位面积小但病位深的疾病。

齐刺法的操作为首先在病灶位置直刺一针，然后在其左右或者上下 1.0～1.5 寸（3.3～5.0cm）处再入两针，两针可以直刺，也可以斜刺。齐刺法的三针齐下，针尖直达病灶，增加局部针感，加快气血的运行。

取穴处方：患侧曲池穴；肩髃穴与曲池穴的连线上，曲池穴上 1.5 寸（5cm）；曲池穴与阳溪穴的连线上，曲池穴下 1.5 寸（5cm）。

齐刺法的具体操作方法：患者取坐位，充分暴露患肢，肘关节屈曲成 135° 放置于治疗床上。医师洗净手并消毒，穴位区常规消毒。选取 0.30mm×40.00mm 针灸针于患侧曲池穴直刺进针，其余两个穴位在朝向第一针的方向各斜刺一针（45°）。针刺深度均要求刺到骨膜，行大幅度捻转泻法，让患处产生酸胀感，留针 20 分钟。

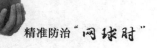

短刺法如何治疗网球肘？

《灵枢·官针》有云："短刺者，刺骨痹，稍摇而深之，致针骨所，以上下摩骨也。"短刺可直刺深至骨，以治骨痹，短乃接近之意。其法是慢慢进针，稍摇动而深入，在近骨处将针上下捻转。

短刺法的具体操作方法：选用 1.5～2.0 寸（5.0～6.7cm）毫针，取病变侧局部阿是穴进针，针尖指向肱骨外上髁及桡骨骨面。针尖抵达骨膜后，倾斜针身与皮肤表面成 30°角，沿骨膜深刺入 1.0～1.5 寸（3.3～5.0cm），使针体刺入肌肉、肌腱与骨膜之间的粘连组织，结合提插手法。沿触及条索感并有压痛的伸腕肌纤维，视病变范围，间隔 1 寸（3.3cm）选取 1 个进针点，共刺入 3～5 针，手法同前。

围刺法如何治疗网球肘？

围刺法是一种以病变部位为中心，在其周围进行包围针刺的疗法。围刺法是对古代扬刺法、齐刺法及短刺法的借鉴、发展和创新，既有与三者的相似之处，也有区别于三者的创新之处。

围刺法发挥了齐刺法、扬刺法及短刺法的优势和特色，对压痛点（阿是穴）直刺进针，分别在其边缘处平刺或透刺进针，针尖方向均指向中心。

选穴：阿是穴、合谷、三间、后溪。

围刺法的具体操作方法：患者坐于检查床旁，放松患侧的肘关节，将患侧前臂放置于检查床上，充分暴露针刺的部位。仔细寻找阿是穴（即在肱骨外上髁肘关节外侧附近探查阳性反应点，部分可触及条索样隆起），使用75%酒精对针刺部位进行消毒后，选用0.30mm×40.00mm［1.5寸（5cm）］的不锈钢毫针垂直进针，深刺1寸（3.3cm），得气后，在阿是穴处小幅度提插捻转1分钟。再以阿是穴为中心，在其边缘平刺或透刺6针，针尖方向均指向中心，留针10分钟。

动针法如何治疗网球肘？

动针法即针刺运动疗法，指在针刺的同时或针刺前后，结合患者主动或被动运动患部的疗法。此疗法包含了两个治疗因素，分别为针刺因素和运动因素。动针法是由何广新教授在1978年首次提出的，此疗法的提出是建立在其团队对动针法的临床研究和实验研究基础之上。动针法将中医学与现代医学有机结合，理论联系实际，是中西医结合的产物，成为针刺止痛要术。动针法主要用于治疗运动系统软组织损伤、肌肉劳损、神经系统疾病等，如急慢性扭挫伤、网球肘、肱骨内上髁炎、腰腿痛、落枕、关节痛、坐骨神经痛、颈肩痛等。

对网球肘患者来说，动针法具体的操作方法：先进行远端取穴，令患者的患侧手放松，微微半握拳，分别对合谷穴、三间穴、后溪穴常规消毒后，用毫针快速直刺入上述三穴中，直刺深度0.5寸（1.7cm）左右，至针下沉紧、得气，患者产生酸、麻、胀、痛感觉，可行提插捻转强刺激泄法1分钟，以促进针刺感应，延长得气时间，留针20分钟。同时进行运动疗法，嘱患

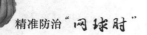

者患侧肘关节做主动运动，分别做肘关节屈伸、前臂旋前、前臂旋后动作，每个动作持续 5 秒，重复 5 次为 1 组，每组间休息 20 秒，共做 20 组后结束。

浮针法如何治疗网球肘？

浮针法是符仲华教授于 1996 年首创，以传统针灸学为基础发展起来的一种针刺疗法，通过采用一次性浮针，平刺入皮下，对皮下疏松结缔组织进行扫散，以达到治疗的目的。因浮针法仅侵入到皮下，并未深入肌层，如浮于皮下，故称"浮针"。

患肌理论是浮针法的重要理论，该理论认为绝大多数的疼痛都与肌肉的病理性紧张有关，而血液循环不良是诱发患肌的重要原因，因此在患肌上的肌筋膜触发点（mTrP 点）附近皮下行浮针扫散，牵拉皮下疏松结缔组织，同时配合再灌注运动，可改善患肌的缺血、痉挛状态，达到缓解临床症状的目的。

有研究发现，浮针法通过改变皮下疏松结缔组织的微结构，改变相关离子通道来灭活肌筋膜触发点，达到解除疼痛、改善功能受限的目的，同时可有效促进血液循环，松懈周围组织粘连，增加关节活动范围。多项临床研究表明，浮针法应用于临床治疗网球肘疗效明显。

浮针法的具体操作方法：患者取端坐位，明确肘部肌筋膜触发点，选取距离肌筋膜触发点 8~10cm 处作为进针点，尽量避开浅表血管。进针点用 75％酒精消毒，取一次性浮针装于进针器中，针尖朝向肌筋膜触发点，进针器与进针点成 15°~25°沿皮下弹射进针，针身进入 4/5 后，开始扫散动作。手持针座，同时嘱咐患者活动患肘，做前屈、后伸、旋前、旋后等动作，扫散时间一般为 2 分钟，每组约 200 次。进针完毕后，抽出针芯，再用胶布贴紧，留针 6 小时后拔出软管套。留针期间嘱患者避免剧烈运动、碰水。

蒙医如何治疗网球肘?

蒙医认为网球肘属"肘关节协日乌素病"范畴，认为网球肘的发病原因多为年老体弱、筋肉不健。随着年龄增长，人体内三根七素失衡，希日衰减而巴达干、赫依偏盛，胃火减弱，全身筋肉骨骼逐渐衰弱。此时，如果操劳过度，使肩部筋肉长期过于疲劳，失于气血的滋养，在肩关节周围产生协日乌苏引起该病。临床上以燥协日乌素、止痛、调节体素为原则治疗网球肘。网球肘是蒙医临床常见的顽症之一，蒙医治疗网球肘疗效显著且不良反应少。

近年来，陈呼格吉勒图采用蒙医针刺结合蒙医萨木苏如拉疗法治疗网球肘。蒙医针刺疗法：取患侧肘穴和阿是穴，临床根据病变部位选择。皮肤常规消毒，按穴位的不同情况刺入，留针 20～30 分钟，每天 1 次，10 天为 1 个疗程。蒙医萨木苏如拉疗法：用铜罐于肘部疼痛部位拔罐，10 分钟后将疼痛部位消毒后，用三棱针刺入 1～2 寸（3.3～6.7cm），然后再次拔罐 5 分钟。如果第一次治疗后症状仍未完全消失，根据疼痛部位进行第二次治疗。每周治疗 1 次，15 天为 1 个疗程，共 3 个疗程。

蒙医针刺疗法具有调理赫依戳斯循环、燥协日乌素等作用，可对病变部位起到消肿化瘀、止痛的功效；而蒙医萨木苏如拉疗法可起到隔开组织表面，减少组织之间的摩擦，明显改善滑液组织的炎症反应，增强关节液的黏稠性和润滑功能，防止纤维组织

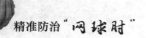

形成，缓解疼痛，增加关节活动度的作用。

温针法如何治疗网球肘？

温针法始见于《伤寒论》。《针灸聚英》载有："王节斋曰，近有为温针者，乃楚人之法。其法针于穴，以香白芷作圆饼，套针上。以艾蒸温之，多以取效。"

温针法即在针刺的基础上加上艾绒灼烧，以综合针刺与艾灸的共同作用。此法由于疗效显著而广为流传，其兼具针与灸的双重作用，适用于既需留针又需艾灸的寒凝经络或气血搏阻经络之各种寒证、虚证、痛证，以行气活血、温经通络止痛。

温针法治疗网球肘，选用手阳明大肠经曲池、手三里、二间、三间，加上压痛点阿是穴。《灵枢·经筋》云："治在燔针劫刺，以知为数，以痛为输（腧）。"从中医经络学考虑手阳明大肠经循行于此，而手阳明大肠经与肺经相表里，和足阳明胃经为同名经络，且为多气血之经，在此经络选穴可调达气血、疏通经络。网球肘的压痛点在肘关节外侧，根据解剖生理特点、生物力学和经络循行寻找发病病灶多为伸肌总腱的附丽点，同时也是选穴中的主要穴位（阿是穴）。通过针刺进行提插松解，可以改善局部软组织的痉挛、粘连、增生，从而缓解疼痛，解决"筋滞"的问题。针刺后在针柄上置艾绒点燃，通过针柄把热量循序渐进地传导到经络，起到温通经络、舒筋散寒的功效，符合"寒者热之、劳者温之"的治疗原则。温针法通过针刺和艾灸结合可以直达发病位置，舒筋活络、温经散寒，加强气血运行、经络通畅，通则不痛，用以增加疗效。

温针法的具体操作方法：患者取坐位，暴露肘关节及前臂。

穴区常规消毒后，医师手持 1.5 寸（5cm）不锈钢毫针，针刺阿是穴（1~2 个）、曲池、手三里、合谷，得气后，在阿是穴针尾套上 1.5cm 长的艾炷，艾炷距皮肤 2~3cm，点燃艾炷，燃尽更换一壮艾炷，共灸 2 壮。配穴得气后留针 30 分钟，间隔 10 分钟捻针一次。

现代医学研究提示，针刺能扩张局部微循环，激活内啡肽系统，提高痛阈，达到止痛的效果；而艾灸的热治疗作用与红外线的作用相似，能穿透皮肤至深层组织，扩张局部血管，增快血流速度，促进血液循环，并增强白细胞吞噬能力，加强免疫功能，达到温经通络、消炎止痛的疗效。

电针法如何治疗网球肘？

电针法是一种将针灸和脉冲电流结合到穴位或特定部位的针灸方法，结合针灸和电刺激，具有疏通经络、缓解疼痛、减少炎症和肿胀、松解粘连的功能。

随着技术的发展，电针法越来越成熟。它操作简单，能够为医师节约较多的体力和时间，具有非常确切的临床疗效，更容易被广大群众接受。基础研究也证实了电针法能够起到镇痛作用。

我们在临床上常用的电针仪，其电针波形分为单向波和双向波。单向波中的密波能减轻人体对外界的应激反应，从而达到抑制疼痛应激、减轻疼痛感觉的目的。疏波作用则相反，它能提高身体的代谢反应，增加局部的血供，对于缺血型损伤、神经惰性损伤具有很好修复功能。双向波中则包含了疏密波，顾名思义，即是上述两种波形交替上阵而产生的一种波形，它能综合两种波形的优点，避免单一波形持续刺激时产生的耐受反应，既能调节

— 81 —

代谢，加强血气循环，改善组织营养，消除炎性水肿，又能避免密波刺激时间过长产生的适应性反应。

电针法的具体操作方法：患者取坐位，暴露肘关节及前臂。在患侧肱骨外上髁至桡骨颈间找出最明显的压痛点或最敏感点即阿是穴。常规消毒后，用 0.28mm×25.00mm 毫针，在阿是穴处直刺 1 针，周围旁开 10mm 处分别向中心方向斜刺 4 针，针尖达肱骨外上髁附丽点。行捻转手法，得气后留针接通电针仪，用疏密波，强度以患者能耐受为度，20 分钟/次。

火针法如何治疗网球肘？

火针法是将特制的金属针烧红，迅速刺入一定部位，并快速退出以治疗疾病的方法，借火之力而取效。

火针法在《灵枢·官针》中有所记载："焠刺者，刺燔针则取痹也。"《针灸聚英》对火针操作有详细记载，"火针甚难，须有屠儿心、刽子手，方可行针""凡行火针，必先安慰病患，令勿惊心""凡下针，先以手按穴，令端正，频以眼视无差，方可下针。烧针之人，委令定心烧之，恐视他处，针冷治病无功，亦不入内也""切忌太深，深则反伤经络；不可太浅，浅则治病无功，但消息取中也"。《针灸聚英》对于火针治病机制亦有描述："凡治瘫痪，尤宜火针易获功效。盖火针大开其孔穴，不塞其门，风邪从此而出。若气针微细，一出其针，针孔即闭，风邪不出，故功不及火针。灸者，亦闭门赶贼，其门若闭，邪无出处故也。若风湿寒三者，在于经络不出者，宜用火针，以外发其邪，针假火力，故功效胜气针也。"

现代研究则发现火针法除将毫针激发经气、艾灸温阳散寒的功效集于一身外，还能够产生高温热凝作用。火针进入组织的瞬间，可使针体周围病灶被灼至炭化，能迅速消除或改善局部组织粘连、挛缩、缺血等病理变化，缓解疼痛症状；同时通过扩张局部小血管，加快血液循环，促进炎性渗出的吸收，改善新陈代谢，修复受损组织和神经，促进局部康复。

火针法适用于痹症，特别是寒痹，治疗过程中产生的灼热与疼痛针感，通过腧穴和经络传导于各组织、器官等，以平衡阴阳、调节气血，使机体功能恢复正常，达到治疗疾病的目的。

目前使用火针法治疗网球肘，主要以火针针刺肱骨外上髁桡侧伸肌总腱附丽点及附近的阿是穴为主，有的配合针刺曲池、手三里、合谷、外关。

火针法的具体操作方法：患者取坐位，暴露肘关节及前臂。穴区常规消毒后，医师左手持酒精灯或止血钳夹住点燃的95%酒精棉球（捏干），使火焰靠近针刺部位左上方（9~12点间）位置，距离皮肤表面约3cm，右手以握笔式持1寸（3.3cm）不锈钢毫针1支，将针体探入火的外焰，先针体后针尖灼烧，至针体下2/3烧至炽白后，果断、迅速地（1秒以内针体仍红时）垂直刺入穴位。

取类比象针刺法如何治疗网球肘？

取类比象法，简称类比法，是中医学广泛运用的一种重要而独特的逻辑思维方法，它是中医学认识自然和治疗疾病的常用方法，对中医学产生了很大的影响。所谓取类比象，就是根据两个对象之间在某些方面的相似或相同，从而推出它们在其他方面也可能相似或相同的一种逻辑思维方法。

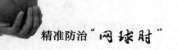

根据取类比象，"肘关节对应膝关节"，以膝治肘，取股骨外上髁附近为针刺治疗点。具体操作方法：患者平躺，腘窝下垫高屈膝。医师在股骨外上髁附近轻轻按压，找到压痛点或者酸痛点（异常点）。局部常规消毒后，以随咳进针法，针刺异常点，然后边行针边嘱患者活动患肢关节。针刺这些异常点，可以刺到骨面，采用提插平补平泻法，然后让患者活动上臂，做拧毛巾动作，观察疼痛是否有明显减轻，如不明显则在股骨外上髁上、下、左、右再继续寻找异常点，一一针刺，然后留针 30 分钟，每 5～10 分钟行针 1 次。

在临床观察中，网球肘患者常可在足三里与阳陵泉附近出现筋紧处，表明此病的疾病反应点也在此位置上，肘劳病在筋，肘对应膝，因此取膝部穴位筋紧处针刺，也是取类比象"以筋治筋""以膝治肘"的取穴原则。张向宇等根据这一取穴原则，取患者患侧阿是穴、阳陵泉、足三里，以及健侧阿是穴对应穴，每天治疗 1 次，10 次为 1 个疗程，1 个疗程后统计疗效，有效率达 93.2%。

取类比象针刺法与一般针刺法比较，有取穴少、疗效高的优点，值得临床上进一步探讨。

如何预防和处理针刺意外？

常见的针刺意外有晕针、滞针、弯针、皮下血肿。

1. 晕针：对于第一次针刺的患者，一定要在针刺前向患者做好解释工作，消除患者的紧张情绪和可能的顾虑，尤其是对于身体平素虚弱、精神过于紧张、空腹的患者。第一次针刺时最好取卧位，手法相对较轻柔，取穴数目相对较少。医师在针刺的过程中，一定要用心体察患者的表情，询问其感觉如何，观察患者治疗期间是否有不舒服的表现等。若发生晕针现象，则立即起针，停止针刺，令患者平卧，注意加衣、盖被等保暖工作。轻者给予糖水即可恢复，重者在上述处理的前提下，针刺人中、内关、三阴交，灸气海、关元、百会。若经过上述处理后仍昏迷不醒，则需要采用急救措施。

2. 滞针：在留针或行针时医师感觉针下滞涩，强力提插捻转时患者则感觉剧痛，这是发生了滞针。对于过度精神紧张的患者可以在针刺前向其做好解释、沟通工作，消除患者的紧张情绪和可能的顾虑。同时行针时医师要注意避免向单一方向捻转太过，以致针体被肌纤维缠绕。另外，嘱患者在针刺过程中不要随意变换体位。如果发生滞针，可以酌情在滞针的腧穴附近再刺入一针，也可适当延长留针时间，或者向滞针的相反方向进行捻针，也可在腧穴处周围施以循按手法，或采取刮弹针柄等方法。

3. 弯针：弯针是指针刺入腧穴后，针身在体内弯曲的现象。医师针刺时指力要均匀，避免进针时速度过快、用力过猛；同时，嘱患者不要随便变换针刺时的体位，避免针体受到坚硬物体的碰撞。当出现弯针后，一定不能强行提插捻转。先分析原因，若为患者变换体位所致，可令患者恢复原来的体位，若针柄弯曲不大，可以顺着弯曲的方向将针从腧穴内取出。

4. 皮下血肿：皮下血肿是指针刺后针刺部位出现皮下出血而产生疼痛的现象。医师在针刺时应当注意避开血管处，起针时也要注意立即用干棉球按压针孔，尤其是头针操作，由于头部血管丰富，故起针时一定要按压针孔数分钟，防止出血。局部小面积青紫无需处理；若青紫面积较大，且患者局部疼痛剧烈，影响其功能，先予冷敷止血，再予热敷以促进瘀血的消散和吸收。

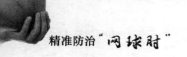

灸法如何治疗网球肘？

灸法是中医学常用的、较好操作的、效果极佳的一种治疗方法。《医学入门》云："凡病药之不及，针所不到，必须灸之。"中医学认为，感受风寒湿邪为网球肘发病的外因，而内因是机体气血亏虚。灸法不仅可以祛风散寒、温经通络、活血化瘀，更可升举阳气、温阳固本。

艾灸是以艾绒为主要材料制成艾炷或艾条，点燃后温灼体表腧穴的灸法。

隔姜灸法：选取肘关节阿是穴，用记号笔做好标记。备好生姜切片（直径2~3cm，厚0.2~0.3cm），用三棱针在姜片上扎数个孔后置于阿是穴上，将艾绒做成苍耳子大小的艾柱，置于姜片上点燃，开始施灸。患者感到施灸处皮肤灼热感较剧时，用镊子夹住姜片在施灸处上、下、左、右移动。艾炷燃尽，易柱再灸。根据患者耐受情况，一般施灸5~7壮，以患者自觉肘部有温热感且皮肤潮红而不起疱为度，隔日1次。

直接灸法：把艾条点燃之后，对特定穴位施悬灸20分钟。

现代医学研究证实，艾灸的升温效果可以改善血流动力学，缓解肌肉痉挛，松弛局部粘连，减少炎症和止痛。

热敏灸如何治疗网球肘？

热敏灸亦是一种灸法，通过悬灸找到热敏腧穴，施以特定手法激发艾灸得气，达到腧穴的个体化消敏灸量，显著提高疗效。近几年，热敏灸在临床为广大医师所应用。

热敏灸的具体操作方法：以艾条在患者的身体上逐渐进行艾灸，寻找某一个比较敏感的热敏点，找到以后对该热敏点进行持续较长时间的艾灸，使其灸量达到饱和，最终使该热敏点的敏感状态消失。热敏灸是对传统艾灸的一种加强和延伸，增加了灸感的传导。

热敏灸的理论基础仍是中医学经络理论，艾条的持续刺激，使特定的穴位"热敏化"，使经络经气被激发，气达病所。热敏灸的操作基础仍旧是悬灸，它能使穴位热敏化，热敏化主要体现在透热、扩热、传热、局部不（微）热远部热、表面不（微）热深部热、其他非热感觉等。在运用热敏灸干预网球肘等筋骨疾病时，通过不断地寻找病变部位热敏点的位置，然后以持续的悬灸操作，此时患者的病变部位将会很快出现经络感传，气达病灶。临床上有非常多的研究和试验表明了热敏灸治疗网球肘具有确切疗效。

推拿手法如何治疗网球肘？

目前以推拿手法治疗网球肘的流派很多，治疗手法多样，侧重点亦有所差别，主要是通过捏揉、按揉、拿揉、拔伸、弹拨、摇拔、搓揉等手法及肘关节的屈伸旋转运动，进而疏通经络、活血化瘀、解除痉挛及粘连，使气血畅通，改善局部血液循环，促进炎症的吸收，消除疼痛，恢复功能。

一部分学者在治疗网球肘时以传统的推拿手法为主。该手法以放松局部肌肉、改善局部组织水肿为主。具体手法：先在肘关节的局部进行滚法以放松肌肉，在局部的反应点进行揉法和捻法，再以循经取穴为原则，取相应的穴位，如曲池、外关等，最后以擦法结尾。一般不配合正骨、关节活动。

一部分学者在治疗网球肘时以关节松动类手法为主。先以传统的推拿手法进行肌肉松解，改善部分症状后，再以弹拨分筋法、摇晃旋转法、屈伸旋转法等关节松动类手法进行二次干预。

还有一部分学者在治疗网球肘时以点穴类手法为主。在临床采用手指点穴，以手代针的手法，反复对肘关节相关经络的穴位进行点按。

推拿手法治疗网球肘是不是最佳的选择？

大量的临床医疗实践证明推拿手法是治疗网球肘的一种有效方法，许多研究提示推拿手法在改善网球肘患者的疼痛和运动功能等方面的效果是肯定的。但这些研究多数是病例对照研究，缺乏随机对照试验，导致可用数据不多。另外，由于没有统一的推拿手法操作规范，可能造成操作不规范，加之随机对照试验与系统评价等循证医学研究极少，故本疗法的临床有效性争论较大。我们在 2016 年对推拿手法治疗网球肘的文献进行系统评价，全面搜集推拿手法治疗网球肘的相关文献，从中筛选出符合循证医学质量标准要求的临床研究，进行全面的分析。

我们以 2009 年由国际著名专家组成的系统综述和 Meta 分析优先报告的条目小组制定的 PRISMA 声明要求作为严格执行的依据，全方位搜索国内和国外与推拿手法治疗网球肘有关的文献，通过 Cochrane 风险偏倚评估方法及 Jadad 量表，按要求进行筛选及质量评价，然后对符合纳入标准的文献，应用

RevMan5.3软件综合提取数据进行 Meta 分析，对不同纳入条件的结果进行灵敏度分析。

结果共纳入 7 个随机对照试验，共 413 例。Meta 分析结果显示：5 篇文献以总有效率作为评价标准，手法组与非手法组合并优势比（OR）值为 5.36，95% 可信区间（CI）为 [2.57，11.20]；手法组与药物组合并 OR 值为 8.86，95% CI 为 [2.58，30.45]；手法组与理疗组合并 OR 值为 2.56，95% CI 为 [0.20，32.01]。以疼痛作为评价指标时，手法组与非手法组合并 OR 值为 0.92，95% CI 为 [0.62，1.22]。

从中可以得出以下结论：

1. 推拿手法作为主要的干预手段，对网球肘的病情有明显的改善作用。

2. 经过 Meta 分析，提示以总有效率作为评价标准时，推拿手法治疗网球肘的疗效明显优于药物；以疼痛作为评价标准时，推拿手法治疗网球肘的疗效优于其他治疗方法。

3. 本次研究纳入的随机对照试验质量参差不齐，国外文献整体质量明显高于国内文献，国内文献在试验设计和执行等方面仍有明显的欠缺。

如何调整胸椎?

对胸源性网球肘患者，胸椎调整手法是治疗的关键，下面以仰卧位调整第 3 胸椎为例。

患者取仰卧位，调整治疗床至低位，医师立于患者右侧，嘱患者双手抱肩。医师以左手将患者左肩抬起并扶住，右手以示指、中指依次探查第 3 胸椎突起情况，并询问患者压痛情况，待查得压痛点并精确定位后，医师将患者放平，同时右手握空心拳，伸到患者的背后。用右手大小鱼际之间的缝隙卡住需调整的胸椎棘突，左手置于患者抱胸的前臂上，嘱患者吸气，然后缓慢呼吸，待患者呼气终末的瞬间突然下压左手。此动作要领在于所发之力与所调之胸椎在一条直线上，其力线要垂直于床面。听到"咔啦"声提示复位成功。复位后再令患者做肘关节屈伸和旋前动作。

治疗后，患者通常都可感觉轻松，肘部屈伸旋转时疼痛可减轻或消除。

如何调整肘关节？

对顽固性网球肘，可使用旋后牵伸手法来调整肘关节。

以患侧为左肘为例。患者取坐位或仰卧位，医师位于患者左前方，右手托住患者左肘，拇指置于患者左肱骨外上髁部伸肌总腱附丽点后下缘（压痛点远端），余 4 指放于患者左肘内侧；左手持患者左腕部，拇指按住患者桡骨茎突背面，余 4 指放于患者前臂掌面。旋前屈肘 90°，沿逆时针方向（即与引起肱骨外上髁部疼痛相反的方向）后旋患者前臂，在患者左肘即将伸直时用右手托患者左肘向前，同时拇指向前发力弹拨患者伸肌总腱，左手向前外侧牵拉患者左前臂，并将其固定在旋后外展过伸位保持60～90 秒，然后在外展伸直位至旋后屈肘位屈伸数次。

如何调整颈椎？

对颈源性网球肘患者，颈椎调整手法是治疗的关键，下面以颈椎提拉推顶手法为例。

患者端坐于复位凳上，医师先进行定位以确定颈曲反弓弧顶点下位椎体棘突的位置。以右手提拉左手推顶为例，医师用右肘关节锁定患者下颌，左手拇指顶于患者颈曲反弓弧顶点下位椎体棘突处，而后右肘关节引导患者颈部极度被动前屈并右向旋转约45°。待前屈旋转合力至左手拇指定位棘突松动时，停止前屈旋转，右肘缓缓等力上提。待上提至极限时，左手瞬间发力向前推顶患者颈曲反弓弧顶点下位椎体棘突，左手可有轻度棘突前移感，右肘引导患者颈部恢复中立位，触诊颈曲反弓弧顶点下位椎体棘突内凹，即为复位成功。

如何调整肩关节？

肩关节错缝调整手法：患者取端坐位，一助手固定患肩，另一助手牵引患肢 3 分钟后，在牵引作用下，由医师接替其用双手握患腕，行内收、前屈、上举、外展、外旋牵抖向后下放、后伸、下垂的连续手法。在手法调整过程中，于外展外旋牵抖时，医师常可听到"咯噔"的弹响声，或有骨节滑动复位的感觉，表示复位成功。在医师复位时，固定患肩的助手应将双掌心置于患肩前外方持续向后推肩部肌肉以配合复位。

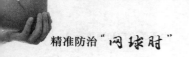

如何对肘关节桡骨小头进行复位？

肘关节桡骨小头复位手法：以右侧为例，患者取端坐位，医师以左手固定患者上臂，右手握患者前臂，嘱患者在医师牵引下做屈肘、内旋后伸直肘关节等动作，常可闻及复位声。

刮痧疗法如何治疗网球肘？

刮痧疗法可以追溯到旧石器时代，人类在患病时本能地用手或石片拍打或锤击某些部位，病痛可因此得到缓解。通过长期积累，出现了砭石治病。现代针灸术便是砭石治病的一个延续，而刮痧疗法亦是砭石治病的另一个延续。刮痧疗法是以中医经络学说为理论依据，用器具在人体的穴位、经络、皮肤和病变部位上进行反复刮拭，通过疏通经络、行气活血、调和脏腑来达到治疗疾病目的的一种方法。

刮痧疗法是一种温和舒缓地作用于局部经筋的治疗手法，它的贯通式的用力能够缓解局部组织的痉挛，松解粘连，放松肌群，改善强直、疼痛等症状。刮痧的力量使皮温迅速升高，血行显著旺盛，有利于组织的修复，使病变细胞得到充分供氧，荣则不痛。

刮痧疗法多选用刮痧板、刮痧勺等器具，材质可分为牛角、玉石、砭石、树脂等。刮痧手法有边揉法、角揉法、角推法、按法、点法、拍法等。具体操作方法：患者取坐位，暴露患肢。评估患者上肢活动受限程度，按压疼痛部位，查找压痛点，评估患者对疼痛的耐受程度、刮痧部位皮肤情况。用牛角或者虎符铜砭蘸取适量介质涂抹于患侧肘部。开始先用轻刮法，取肘髎、曲池、尺泽、手三里、合谷、阿是穴等穴，刮至皮肤出现微红，我们称之为"出痧"。刮痧时用力要均匀，由轻到重，以患者能耐受为度。有研究表明，阿是穴刮痧可使血液中吗啡等物质的含量增高，提高组织的痛阈，共同起到消炎止痛的作用。

耳穴疗法如何治疗网球肘？

人的耳穴对应人体全身多个重要器官，当人体某些脏腑功能失调时，在耳朵相应部位会产生色变、血管变化等改变，同时也会在相关耳穴形成压痛点，即"有诸内必形诸外"。

耳穴压豆法是耳穴疗法中最为常见的一种，其基本操作方式是将包裹着王不留行籽或磁珠的胶布贴于各个耳穴处，通过按、捏、揉、压等方式对耳郭上的穴位或反应点进行按摩，产生酸麻、胀痛的刺激感应，从而起到通经活络、疏通气血的疗效，并对耳穴对应的相关身体部位起到保健作用。耳穴压豆法操作简单便捷，所需工具较少，且无创口或其他不良反应、安全无痛，因此在门诊诊疗中普遍应用。

具体操作方法：常规消毒耳郭，使用 0.5cm×0.5cm 的医用胶布将王不留行籽固定于肘、神门、皮质下、交感、肝、肾耳穴。指导患者每天按压 3~5 次，每次约 5 分钟，以按压穴位出现酸、麻、胀、痛或有发热感为度。耳穴压豆需每周更换 1 次。

杨其昌等运用耳穴疗法治疗网球肘，首先寻找阳性反应点，之后用 75% 酒精棉球消毒，待干后，用镊子夹取粘有王不留行籽的胶布进行贴敷，并按压 1~2 分钟。贴敷 3 天，贴敷期间嘱患者每天自行按压 2~3 次，每次每穴按压 1~2 分钟。当然也可依据耳穴图上各代表域，在患者耳朵上找变色、变形、丘疹等阳性反应点，以王不留行籽贴于耳穴上，效果都较好。

拔罐、走罐疗法如何治疗网球肘？

拔罐疗法，古时候也叫角法，主要是用罐吸附于人体体表压痛点或穴位上，通过这种吸力刺激压痛点或穴位，起到平衡阴阳、祛除病邪、活血化瘀、消肿止痛的作用。走罐疗法又名推罐法，是先将罐吸于体表，然后医师手握罐体沿着一定路线往返推动，直至体表走罐部位皮肤红润、充血甚至瘀血时将罐起下的方法。走罐疗法脱胎于拔罐疗法，除了具有拔罐疗法对于人体的吸力刺激，还添加了一个类似于推拿手法中擦法或推法的摩擦力刺激，显而易见，相较于拔罐疗法，走罐疗法的刺激性更强。走罐疗法常用的手法有推罐、拉罐、旋罐、滑罐、漂罐、摇罐等。

走罐疗法的具体操作：患者取端坐位，患肢肘关节微屈放于治疗床上，充分暴露肘部及前臂。医师面向患者而立（或坐），先用 75％酒精棉球对施术部位（即肘关节外侧及前臂外侧）进行常规消毒，再涂抹凡士林软膏。选用大小合适的罐，将点燃的沾有 95％酒精的点火棒置于罐内做快速的旋转运动（2~3 圈），并迅速将罐吸附于肘关节外侧。接下来医师一手按住罐旁的皮肤，另一手握住罐，沿手阳明经的走行路线，向患者桡骨远端推动至罐无法吸附的部位，再反方向推动至患者肘关节外侧。

拔罐疗法的具体操作：在上述走罐疗法操作 7~8 分钟后，沿手阳明经的走行采用拔罐疗法，拔罐 5~8 分钟后取罐，并用

75%酒精棉球将涂抹于手臂上的凡士林软膏擦拭干净。

在此操作过程中，走罐时动作不能太快，力量要尽量保持一致，不能忽大忽小，并且在推罐时罐口要有适度的倾斜度。若出现阻力较大的情况，酌情轻压罐口处皮肤，让少许空气进入罐中，使其负压变小，或者再次涂抹凡士林软膏于施术部位，加强润滑作用。

什么情况下网球肘需要进行手术？

手术治疗也是网球肘的重要治疗手段，目前行业内初步形成的共识是经过各种系统保守治疗 6 个月后，特别是经过至少 3 次的局部封闭治疗，仍有持续的疼痛和难治的功能障碍，即为手术治疗的指征。

MRI 可能有助于确定是否需手术治疗，以及应行何种手术。

网球肘的手术方法有哪些？

大多数网球肘患者经系统保守治疗，病情均能得到明显改善或完全缓解，但对于少数经系统保守治疗 6 个月以上仍无明显改善的顽固性网球肘患者，可进行手术治疗。

手术治疗的原则是清理伸肌总腱止点部变性撕裂的肌腱组织。

手术治疗的方法目前主要有 3 种：开放手术、关节镜手术和经皮手术。

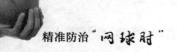

　　手术中对病变肌腱的处理有单纯清理和清理后再行止点部重建2种。

何谓网球肘的开放手术?

　　采用经典 Nirschl 清理术治疗顽固性网球肘已有多年，疗效可靠，目前仍被广泛采用。随着技术的进步，传统 Nirschl 清理术的切口已改良变小。Coleman 在 Nirschl 清理术的基础上用可吸收线将伸肌总腱直接与肘肌、三头肌肌瓣缝合，即重建了止点部，同样取得较好的效果。Wilhelm 使用单纯去神经化的方法治疗网球肘，主要操作为仔细分离并切断桡神经微小分支，或在特定肌肉内进行盲切，也取得了较好的效果。这一术式也从侧面证明了压迫桡神经及其分支可能是导致网球肘患者疼痛的原因之一。

　　唐剑邦等应用改良 Nirschl 清理术治疗顽固性网球肘，其手术方式为以肱骨外上髁为中心，沿伸肌总腱走行方向做 3cm 切口，切开深筋膜，显露伸肌总腱腱膜。在桡侧腕长伸肌与伸肌总腱之间切开腱膜，将桡侧腕长伸肌总腱适当游离，向上掀起 2mm 深，显露位于其底层的桡侧腕短伸肌总腱，即可见暗灰色、水肿、变性的肌腱组织。探查病变范围（病变一般只累及桡侧腕短伸肌，严重者可侵犯伸肌总腱），锐性切除病变肌腱组织后采用"刮石灰"技术彻底刮除病变肌腱组织，且正常组织不受影响，为增加血供，可在外上髁使用骨刀去皮质或钻若干小孔，使其平滑且使骨质有少许渗血。冲洗术区，缝合桡侧腕长伸肌和指总伸肌边界，逐层关闭切口。术后可使用肘关节支具将肘关节置于 90°、前臂置于中立位固定 48 小时，腕关节可保持自由活动。

患者一般可在术后 3~5 天恢复少量活动，3 周可轻度负重。

何谓网球肘的关节镜手术？

　　网球肘关节镜手术最早于 1995 年由 Grifka 等报道，为网球肘的手术治疗提供了新思路。随着技术的发展与思路的不断更新，关节镜手术的方式也在逐渐发生变化，大致可分为关节外手术（不进入关节腔）与关节内手术（在关节腔内操作）两类。

　　关节外手术的关节镜入口位于上臂外侧距离肱骨外上髁近端 5cm 左右，操作入口位于肱骨外上髁远端 3~4cm，在镜下进行伸肌总腱的切断、松解或病变肌腱组织的清理，类似于开放手术，并不进入关节囊。慢性且反复封闭治疗患者有组织附着于伸肌总腱起始部，需清理干净以完成伸肌总腱的松解。关节外手术的优点为切口位置准确，入路可避开神经走行位置，对皮下损伤小，操作仅用少量液体和低压即可完成，几乎不发生术后神经功能障碍。患者术后即可开始进行手腕部活动，对肘部进行间断冰敷以缓解疼痛，可缩短患者恢复工作的时间。

　　关节内手术采用肘关节镜前内侧入路，观察肘关节前间室全貌，包括桡骨头、肱骨小头和外侧关节囊。改良的前外侧入路使用 inside-out 技术，关节镜入口位于肱骨外上髁前上方 2~3cm 处，较标准前外侧入路更接近中央，可使器械自上而下到达伸肌总腱起始部，而非通过桡侧腕短伸肌本身进入关节。在镜下打开外侧关节囊，进行桡侧腕短伸肌总腱的松解及病变肌腱组织的清理，即完成手术。患者术后即可进行主动关节活动度的锻炼，佩戴悬吊带 2~4 天，可联合进行物理治疗。根据患者耐受情况恢复工作，鼓励患者 4~6 周后恢复体力劳动。关节内手术的优点包括方便评估关节内病变情况、无须分离破坏伸肌总腱、术后恢复快等。

何谓网球肘的经皮手术？

经皮手术为在肱骨外上髁中点处做长约 1cm 切口，暴露伸肌总腱起始部，屈肘以保护桡神经。用血管钳插入伸肌总腱下将其分离并切断，最终在伸肌总腱起始部形成 1cm 缺口，关闭切口即完成手术，不涉及桡侧腕短伸肌总腱的切断，也不涉及关节及病变肌腱组织的清理。患者术后平均 3 周即可恢复工作，早于同期开放手术患者，恢复较快。

网球肘术后复发的原因是什么？

网球肘术后复发最常见的原因是患者术后康复训练时间过短或未接受系统的康复训练。因此在诊治那些术后复发的患者时需要医师仔细询问病史，如果排除了以上的原因，患者接受了规范的康复训练，在术后 6~9 个月症状仍无法消除，则应该考虑其他的问题。

术后复发可能是因为手术适应证选择不当、诊断不准确、手术不彻底、未能纠正原始病变或虽经处理但病变肌腱组织仍有遗留等。

针刀疗法如何治疗网球肘？

针刀疗法集中医针灸的"针"和西医外科的"刀"二者之长于一身，不仅能疏通经络、理顺筋脉、活血调气、促进血液循环及软组织局部炎症的吸收，还能松解粘连和消除瘢痕，减轻神经血管束的卡压，减小局部张力，能够有效缓解网球肘症状。常用刀法包括纵行疏通剥离法、横行剥削法、切开削离法、研磨削平法、瘢痕刮除法、骨痂凿除法、通透剥离法、切割肌纤维法。但针刀疗法需注意不可将伸肌总腱从附丽点完全剥离，以免影响伸肌功能。

针刀疗法的具体操作如下。

1. 定点消毒：以记号笔标记肱骨外上髁及压痛点，以一次定1~3个点为宜，常规消毒铺巾。

2. 麻醉：以1%利多卡因局部麻醉，5mL注射器进至骨面后行退出式麻醉，边退针回抽边麻醉。需注意在回抽无血后再推药，每部位1mL。

3. 四步进针：按照定点、定向、加压分离、刺入四步法进针刀，针刀纵轴与前臂伸肌总腱长轴平行。

4. 纵疏横剥：针刀贴骨面后，纵疏横剥2~3刀。纵疏横剥切不动时，可提插切割2~3刀。皮下滑囊炎症肿胀时，可将滑囊刺穿。

5. 针刀术毕，留针5~10分钟，然后取出全部针刀，加压包扎。

6. 术后予"掰手腕"手法牵拉前臂伸肌总腱，并嘱患者1周内制动，减少劳作。

导引如何治疗网球肘?

《吕氏春秋·古乐》曰:"阴多滞伏而湛积……筋骨瑟缩不达,故作为舞以宣导之。"意思是通过导引其气血循流,实现筋顺不缩。导引功法包括易筋经、六字诀、五禽戏、八段锦等。这些功法可针对某些需要加强的肌群,调整关节周围所有关联肌群的强度和张力,以恢复其正常生物力学平衡及消除病因,从而获得疗效。

易筋经、少林内功和八段锦等都具有益身健体、祛病延年、强筋增力等作用,可以根据患者年龄和病症,分别选择 2~3 个动作进行锻炼。

节选自易筋经的导引方法

一、韦驮献杵第一势

1. 预备势:并步,双目平视前方,头如顶物,口微开,舌抵上腭,上颏微向里收,神情安详。含胸,直腰拔背,蓄腹敛臀,提肛松肩,两臂自然下垂于身体两侧,中指贴近裤缝,微屈膝。

2. 环拱抱球:左脚向左跨一步与肩同宽,两臂抬起至与肩平,双手在胸前呈抱球状。沉肩垂肘,十指微曲,掌心相对,相距约 15cm,两目平视,意守两手劳宫之间,定势 3~30 分钟。

3. 合掌当胸:双手合掌,屈肘旋臂,转腕内收,指端向上,腕肘与肩平，两掌向前慢慢合拢（童子拜佛），两臂内旋，指端对胸，与天突穴相平。定势1～3分钟。

4. 收势：先深吸气，然后徐徐呼出，两手同时缓缓落于体侧，收左脚回预备势。

韦驮献杵第一势示意图见图12。

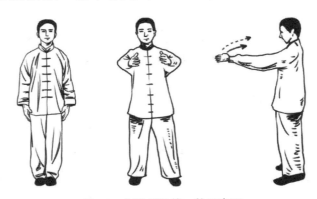

图 12　韦驮献杵第一势示意图

二、韦驮献杵第二势

1. 预备势：同韦驮献杵第一势的预备势。

2. 双手横担：左脚向左横跨一步，与肩同宽，两足踏实，十趾抓地，两膝微松，直腰收臀，含胸蓄腹。两手掌心向下，缓缓上提至胸前，与肩同高。然后两手同时向左右分开，掌心向下，拇指外侧着力，两臂伸直一字分开，肩、肘、腕平，同时双脚足跟慢慢抬起，脚尖点地。五指自然并拢，坐腕立掌，脚趾抓地。掌心向外，指尖向下，目视前下方，每次呼吸时，两臂用暗劲后挺，掌根用暗劲向外推，指尖内翘。重复3～5个呼吸。

3. 收势：先深吸气，然后徐徐呼出，并慢慢放下两手及两足跟，收左脚回预备势。

韦驮献杵第二势示意图见图13。

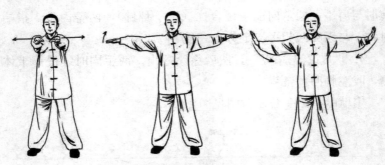

图 13　韦驮献杵第二势示意图

三、韦驮献杵第三势

1. 预备势：同韦驮献杵第一势的预备势。

2. 平步静息：左脚向左横跨一步，与肩同宽，平心静气。

3. 提掌平胸：两手掌心向下，手指相对，缓缓上提至胸前，两手之指端相距 1~2 寸（3.3~6.7cm），不高于肩。

4. 旋掌上托：旋掌，掌心向上，两臂上举，托举过头，四指并拢，指端相对，拇指外分，两手之虎口相对成四边形，两中指间相距约 1 寸（3.3cm）。

5. 提踵上观：头后仰，两目注视掌背，两膝微挺，足跟提起，前掌着地，自然呼吸，定势 3~30 分钟。

6. 收势：先深吸气，然后徐徐呼出，两掌变拳，拳背向前，上肢用力将两拳缓缓收至腰部，放下两手的同时，足跟缓缓着地，收左脚回预备势。

韦驮献杵第三势示意图见图 14。

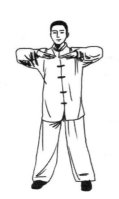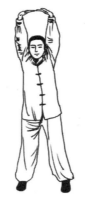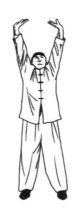

图 14　韦驮献杵第三势示意图

节选自少林内功的导引方法（三起三落）

1. 低裆势准备：稍下蹲，腰微直，胸微挺，仰掌于腰。

2. 两仰掌改为直掌，取中立位自腰向前推出，推至肘直，肩臂平，稍停片刻，屈肘回收到腰。往返动作做 3 次。

3. 在两直掌做第 4 次向前推出时，身体慢慢起立，推到上肢前平举时，正好身体直立。

4. 两手缓缓回收，身体亦随之下蹲，待身体蹲下时，正好两直掌到腰。

5. 再推出收回反复 3 次，仰掌于腰，俯掌下按，恢复准备势。

三起三落示意图见图 15。

— 103 —

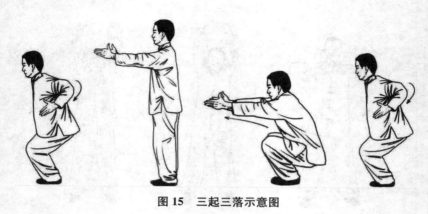

图 15　三起三落示意图

节选自八段锦的导引方法

一、双手托天理三焦

两手上托经胸前内旋向上托起至两手心朝上（吸气），两臂继续上托，肘关节伸直，舒胸展体（闭气），略有停顿。身体重心缓缓下降，双手分开，两臂分别向身体两侧下落捧于腹前（呼气）。

双手托天理三焦示意图见图 16。

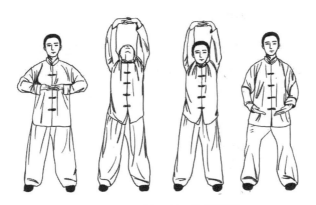

图 16 双手托天理三焦示意图

二、调理脾胃须单举

左单举：左掌上托至头上，掌心朝上，同时右臂内旋，掌心朝下（吸气）。左手上撑，右手下按，力达两掌根，舒胸展体，（闭气）。左臂屈肘外旋左掌经面前落于腹前（呼气）。右单举方法同左单举。

调理脾胃须单举示意图见图 17。

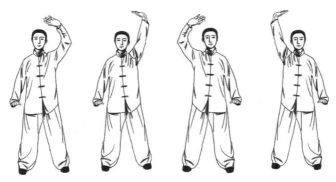

图 17 调理脾胃须单举示意图

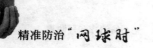

精准防治"网球肘"

三、攒拳怒目增气力

左攒拳：两手抱拳于腰间（呼气），身体重心微微提起（吸气）。左拳徐缓用力向前冲出（呼气），左拳变掌外缠绕（吸气），左掌变拳屈肘回收至腰间（呼气）。右攒拳：要领同左攒拳（图18）。

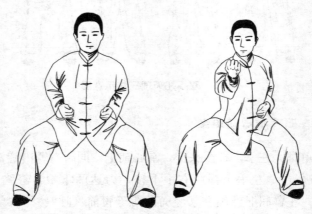

图18　攒拳怒目增气力（右攒拳）示意图

在日常生活中如何预防网球肘？

我们了解了网球肘的病因和发病机制，那么，早期采取预防措施就有可能避免其发病。网球肘的早期预防措施主要包括以下几个方面。

1. 防止运动损伤的发生，在运动中应当学会使用弹力绷带及加压护具，减少前臂肌肉超负荷，以保护肘关节与腕关节。如果出现损伤需要及时就医，避免延误最佳治疗、康复时机。

2. 肘部及腕部疼痛，急性期可以使用冰敷，以减少炎症的发生。为避免再次损伤，在疼痛消失前应当减少肘部及腕部的运动。

3. 日常生活中应当减少患侧手的应用，尽量用健侧手替代。

4. 保持良好的睡眠姿势。国外有研究发现网球肘症状在晨起时最严重，手臂置于头顶且压力在肘关节外侧会加重肘关节损伤，在夜间睡眠时保持手臂下垂的患者情况有所改善。这表明不良的睡眠姿势是加重网球肘的重要因素，可延迟急性损伤的缓解并导致慢性疼痛。因此保持良好的睡眠姿势可有效地预防网球肘的发生。

5. 加强手腕和手臂肌群的力量性练习与柔韧性练习。

6. 避免身体过度疲劳。在做频繁的肘关节活动时，制订组间休息计划，避免机体过度疲劳。在活动中如出现肘关节的疼痛和不适，应立即停止活动并及时进行治疗，避免因肘关节过度疲劳诱发网球肘。

网球肘患者在饮食上有什么需要注意的？

网球肘属于"筋骨"疾病，"补钙强筋"是日常饮食中需要注意的问题。

1. 建议多吃一些含钙量高的食物，如奶制品、海带、芝麻酱、豆制品等，奶制品是饮食中钙的最佳来源，有利于钙的补充。

2. 同时可吃含胶质多的食物，如猪蹄、软骨等富含软骨素、骨胶原蛋白的食物，以利于软骨组织的修复。

3. 增加多种维生素的摄入，如富含维生素 A 和维生素 D 的食物（甘蓝、粟子、蚌类、大多数绿叶蔬菜、海带、燕麦、鲑鱼、沙丁鱼、海菜、芝麻、黄豆、豆腐、萝卜叶等），补充 B 族维生素，以营养神经，减少由压迫引起的上肢麻木，缓解肌肉的疼痛和疲劳。

4. 充足的蛋白质也是必需的。蛋类、奶类、大豆类及鱼虾类是人体优质蛋白质的重要来源，而且还富含维生素。

5. 注意减少酒精、咖啡及浓茶的摄入，以减少骨钙的丢失。

名家经验篇

周学龙教授治疗肘关节外侧软组织痛经验

周学龙教授为广西中医药大学教授、硕士研究生导师，从事脊柱相关疾病及骨关节损伤疾病研究和治疗工作近 30 年，具有丰富的临床经验和独到的学术见解。

周学龙教授认为肘关节外侧软组织痛，总的病因是"力学失衡"，并且强调是"动力失衡在先，静力失衡在后"：肘部的肌肉、筋膜等保持肘关节外源性稳定，即动力平衡；肘部软骨、关节、韧带等保持肘关节内源性稳定，即静力平衡。肘关节正常生理功能和稳定性是在静力平衡基础上，依靠肌肉运动来达到动力平衡，当生物力学平衡遭到破坏时即引起肘关节疼痛及功能障碍。早期引起软组织间隙内水肿、纤维性渗出，继而形成粘连、挛缩、瘢痕，最终导致肘关节外侧软组织痛。因此，周学龙教授治疗肘关节外侧软组织痛时尤其强调恢复肘关节生物力学平衡。

周学龙教授基于中医经络理论指导，创立针刀"一松二扫三触激法"。将针刀神经触激术、浮针技术及西医微创松解术有机结合，通过消解循行于肘关节外侧经络的"结"和"聚"，达到"通则不痛"。

参考文献

任世定，王明杰，周学龙，等. 周学龙治疗肘外侧软组织痛经验总结 [J]. 中国中医基础医学杂志，2019，25（12）：1731-1733.

章氏理筋手法治疗网球肘经验

　　章氏理筋手法为漳州市中医院已故名老中医章宝春先生的一套肘部理筋手法，其通过对推揉、点按、拔伸、旋转、屈伸、摇转、搓肘等手法的灵活运用，起到疏通经络、行气活血、理筋整复、滑利关节的作用，能够缓解肘关节周围肌肉紧张情况，改善肘关节局部血液循环，促进局部炎症介质的吸收，松解组织粘连，清除损伤组织内瘀滞的致痛物质，从而有效减轻疼痛。在临床实践中，章氏理筋手法治疗网球肘疗效显著，安全性高，无不良反应。

　　章氏理筋手法主要步骤如下。

　　1. 推揉点按：顺着患侧前臂经络由上而下按揉，并点按压痛点、曲池、手三里、合谷等穴。

　　2. 推旋屈伸：医师一只手托住患肘，另一只手握住患侧腕部，与患者行对抗拔伸。托住患肘的拇指在压痛点（肱、桡关节周围）与伸腕肌肌腱相垂直的方向反复用力推按，同时另一只手将患者腕关节尽力掌屈，使患者前臂旋后、肘关节屈曲，手指能触及患侧肩部，然后再将患者前臂旋前、腕关节掌屈，伸直前臂。此法可反复做 2~3 次。

　　3. 摇转搓肘：将患肘屈曲，医师在轻拉患侧前臂腕部时，摇转并屈伸肘关节 6~7 次，然后在患侧前臂采用搓揉法，以舒筋活血。

参考文献

章道胜，麦少卿整理. 章宝春伤科临床经验 [M]. 福州：福建科学技术出版社，1982.

孙树椿教授治疗网球肘经验

孙树椿教授是国内著名骨伤科专家、国家重点专科（骨伤科）学科带头人，现任中国中医科学院首席研究员，享受国务院政府特殊津贴。孙树椿教授从事骨伤科的临床及科研、教学工作已 50 余年，擅长运用保守治疗尤其是手法治疗骨伤科疾病。拔罐揉捻法是孙树椿教授在临床中用于治疗网球肘且行之有效的治疗方法。

拔罐揉捻法的具体操作如下。

患者取正坐位，助手站在患者后侧，握住患肘近心端，医师站患者前侧，右手持患肘，左手托扶。孙树椿教授将此手法分为 6 个步骤。①医师与助手拔伸患肘，并在持续牵引下做旋后摇晃 6 或 7 次，摇晃力度由轻到重，充分活动患者肘关节。②医师将患肘拔直，再做肘关节屈曲动作。③医师右手拔直患肘的同时，左手拇指于患肘压痛点点按 2 或 3 次。④医师右手持患肢腕部，左手配合助手带动患肘做旋前动作，同时拇指在压痛点揉捻 6 或 7 次。⑤医师重复将患肘屈曲、拔直，同时拇指在压痛点做戳按的动作。⑥放松患肢，医师在患处轻揉数次。另外，此手法需医师力量适宜，过轻则局部组织得不到充分的松解，过重则容易引起新的创伤，加重病情。摇晃时拇指同时做局部压痛点揉捻操作，手法需由轻到重，循序渐进。拔直肘关节时速度需快，戳按局部时拇指力度可稍加重。

孙树椿教授认为，治疗网球肘仅施以手法治疗并不能有很好的治疗效果，因为手法治疗有一定的时间限制，较长时间对患处的刺激会加重患者的疼痛。孙树椿教授提出一套上肢练功方法，引导患者练功，提高手法治疗的效果，旨在松解粘连、恢复肘关节的活动范围。这套上肢练功方法动作简单、耗时少，对环境要求低，患者在家就可以进行。上医治未病，孙树椿教授的上肢练功方法既对患者的辅助治疗和恢复活动有很大的帮助，对于易发网球肘的群体也有预防疾病的作用。

上肢练功方法具体如下。

1. 屈肘挎篮：站立，双手下垂，患侧手握拳，逐渐用力屈曲肘关节至极限，然后慢慢伸直。

2. 双手举鼎：站立，双脚与肩同宽，双手握拳于腰间。逐渐向上屈曲肘关节，拳变掌，掌心向上，双手如托重物，双臂用力向上做托举动作过头顶。后双腕伸直，掌心向下，恢复至起势。

3. 左右开弓：站立位，双脚分开与肩同宽，双上肢自然下垂。双上肢自身体两侧慢慢上举，肩外展，屈肘，掌心向外打开，胸部配合前挺做开弓状，肘低于肩。用力维持该动作 30 秒后恢复至起势。

4. 砍肘：站立位，双脚分开与肩同宽，双手握拳于腰间。患侧手变掌置于对侧肩前，用力伸直肘关节并向同侧下方做砍的动作。

5. 仙人摇扇：站立，双脚分开与肩同宽，患肢屈曲成 90°，上臂紧贴胸侧。腕带动前臂内旋至最大限度，保持片刻后做外旋动作。反复做以上动作，如摇扇状。

6. 捶拳：站立位，双脚与肩同宽，双手握拳于腰间。患肘慢慢屈曲至最大限度，上臂固定，前臂用力使拳向下做捶的动作。

7. 弹拳：站立位，双脚分开与肩同宽，双手握拳于腰间。猛然做屈曲肩、肘的动作，使双拳至头两侧。继而手臂向后甩直，身体配合向前俯。

此练功方法主要锻炼肘关节屈伸及旋转的功能，练功时需循序渐进，按照个人疼痛程度、病程长短量力而行，不可使用暴力强行练习，幅度也需由小到大，速度由慢到快，若急于求成或者动作过大、过快，容易引起软组织进一步损伤。另外，练功初期患者可出现肘部轻微疼痛，是局部组织粘连得到松解的正常现象，需持之以恒才能有更好的治疗效果。

孙树椿教授主张内外同治，在治疗网球肘时，不止于手法治疗，往往搭配中药治疗，口服中药补虚驱邪，外用泡洗中药活血通络止痛。

参考文献

[1] 侯晓宙，王平，王林，等. 孙树椿教授治疗肱骨外上髁炎的临床经验总结 [J]. 中国中医骨伤科杂志，2021，29（2）：73-75.

[2] 孙树椿. 清宫正骨手法图谱 [M]. 北京：中国中医药出版社，2012.

傅瑞阳教授治疗顽固性网球肘经验

傅瑞阳教授，湖州市中医院主任中医师，第六、第七批全国名老中医药专家学术经验继承工作指导老师，全国优秀临床人才，浙江省名中医。傅瑞阳教授擅长运用浙北伤科手法、针刀、针灸、中药治疗筋骨疑难杂病，尤其在治疗顽固性网球肘方面学验俱丰。

旋后牵伸法是傅瑞阳教授根据浙北伤科手法之"道法自然、阴阳互易、动静相间、刚柔相济、筋骨并重、练治皆备"的二十

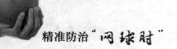

四字原则，结合自身多年的临床经验和理论首创的，在治疗网球肘方面功效显著，并作为中医药适宜技术在浙北地区推广，获得浙江省中医药科技进步二等奖。该手法糅合西方的关节松动术与中医传统指针、束悗、整骨及太极推手，巧妙地将单一而分散的手法有机连贯成一套复式推拿手法。傅瑞阳教授认为，该手法牵张剥离肘外侧伸肌时，不仅影响肌筋膜的扳机点和软组织张力带，还通过刺激脊髓反射弧，改变了脊髓中枢的运动和感觉支配区，从外周和中枢两个方面起到放松张力带和止痛的目的。该手法直中顽固性网球肘病机，融合主、被动锻炼，符合中医"传承精华，守正创新"的理念。

参考文献

张磊，娄吉昌，刘治淞，等. 傅瑞阳教授治疗顽固性肱骨外上髁炎经验 [J]. 浙江中西医结合杂志，2021，31（11）：985-987.

赵明宇教授治疗顽固性网球肘诊疗思路

赵明宇教授是河南省洛阳正骨医院（河南省骨科医院）郑州院区颈肩腰腿痛中心负责人，学术科研及临床造诣颇深，发表学术论文百余篇。赵明宇教授基于平乐正骨筋滞骨错理论，提出"整体与局部辩证统一、以骨为先、动静结合"的诊疗思路，以纠骨错和理筋滞为主要治疗手段。在网球肘的治疗中，赵明宇教授应用颈椎提拉推顶手法、肩关节错缝法、肘关节桡骨小头复位法等先恢复骨错缝，再行推拿按摩、中药外治等理筋滞手法，是在动态下对筋骨失衡状态的一个纠正。在诊疗中动静结合，机体恢复动态平衡，得以骨正筋柔，病祛痛消。

推拿手法主要是松解颈肩肘部相关病变肌群。肱骨外上髁处多分布手三阳经，经络上行可至颈肩部，可沿经络循行部位进行推拿。选取常用治疗颈肩肘疾病的穴位，如风池、颈夹脊、肩井、肩髃、肩髎、天宗、曲池、手三里等进行点按。再辅以轻手法充分放松斜方肌、胸锁乳突肌、斜角肌、背阔肌、肱骨外上髁处、桡侧腕长伸肌、桡侧腕短伸肌、肱桡肌的各起止点，对肌腱粘连挛缩起到松解、促进血运、消除炎症的作用。

中药外治主要选用河南省洛阳正骨医院（河南省骨科医院）软伤外洗一号方进行中药熏药，方中组成多为三七、红花、川芎、桃仁、红花、杜仲、乌梢蛇等通经活络、祛风止痛、活血消肿药物，以缓解肌肉痉挛、促进炎症吸收；或选用七珠展筋散进行揉药，以活血消肿止痛、松解紧张肌肉。

参考文献

杨萌，杨梦琪，张向东，等. 赵明宇教授治疗顽固性肱骨外上髁炎诊疗思路 [J]. 风湿病与关节炎，2021，10（11）：50-52，59.

邵铭熙教授治疗网球肘经验

邵铭熙教授是江苏名中医、博士生导师，享受国务院政府特殊津贴，对网球肘的治疗有颇深的造诣。

邵铭熙教授治疗网球肘采用针刺与推拿并举之法，治以舒筋活血、化瘀通络为法则；取穴简明扼要，以曲池、手三里、阿是穴为主；手法包括四指推法、拔伸法和擦法等。

推拿手法治疗操作：患者取仰卧位或坐位，患侧上肢外展呈前屈位，肘关节微屈，肘下方垫一高约 10cm 的软枕。医师坐于患侧。在前臂桡侧肌群施用四指推法，操作的同时配合前臂旋前、旋后等被动运动，施手法于手三里、曲池、阿是穴，手法力度以患者自感酸胀为宜，以患者能承受为度。然后行拔伸手法，一只手托住患侧肘部，另一只手握住腕部，行肘关节的对抗拔伸手法，并同时做前臂的旋转活动。托患侧肘部的手以拇指按揉桡骨小头处，并做肘关节的屈伸运动，手法用力要稳、准，按揉桡骨小头处的拇指切忌滑动，以免损伤骨膜和软组织。最后配以活血通络之药，如青鹏软膏、双氯芬酸二乙胺乳胶剂（扶他林）、白脉软膏等涂擦患处，施以擦法于患处，以透热为度。

针刺治疗操作：邵铭熙教授常常采用围针与芒针结合法来治疗网球肘。邵铭熙教授认为如果本病压痛点固定，则采用围针治之。如压痛点固定于曲池穴处，用碘伏棉球常规消毒压痛点，选用 40mm 的毫针 3 根，以压痛点为中心，3 根毫针的针尖都指向压痛点处，每根针之间的夹角为 60°，合而围之。针时以患者感到酸胀为宜，留针 30 分钟左右，每隔 10 分钟行针一次。如压痛点不固定，疼痛沿肘关节向上或向下放射，邵铭熙教授常采用芒针之法。在明确诊断、查清病位后，在患侧肘关节周围找准阳性反应点（即压痛点或曲池穴），常规消毒患处皮肤及医师手指。选用 75~120mm 长针，医师左手拇、示二指绷紧压痛点的皮肤，右手拇、示二指捏持长针之下 1/3 针体进针（要求针体与肌肤成约 30°夹角，针体与肌肉行走方向一致），然后在压痛点或曲池穴处向前臂或上臂处进行小幅度提插和快速震颤，同时嘱患者全身放松。开始时，针下有沉紧滞涩感，施术 10~20 分钟后渐觉针下松软，如入棉絮，即可将芒针快速退出。

邵铭熙教授认为本病的发生与职业、工种有关，如前臂伸肌群长期反复用力旋前、旋后，腕部活动用力过久、过猛，致使肌腱部分损伤、肱骨外上髁骨膜炎、桡骨环状韧带退行性改变、前臂伸肌总腱深面的滑囊炎、皮下神经血管束的绞窄及桡神经关节支的神经炎等，且本病病情易反复，属中医学"骨痹病"范畴，临床上需与肘关节骨折、脱位等病变相鉴别，也要注意与臂丛神经病变产生的肘部疼痛相鉴别，特别是易与颈椎病所致的局限性肘部疼痛相混淆。中医认为，本病多因气血不足，血不养筋，不能温煦肌肉，筋骨失养，加之前臂伸肌总腱在肱骨外上髁处长期反复牵拉刺激所致。损伤后，瘀血留滞，气血运行不畅或陈伤未去，经络不通造成本病。究其根本病机：通则不痛，不通则痛。本病先采用推拿之法，使局部肌肉松弛、经络疏通，再以围针围而攻之或对病变部位采用芒针透刺。芒针即长针，《灵枢·九针十二原》曰："长针者，锋利身薄，可以取远痹。"故长针可直达病所，使经气得以运行，宣通气血，起到"松、顺、通"之功效。数法合用，作用于病变部位，相得益彰，疗效显著。同时，邵铭熙教授认为治疗本病手法是关键，切忌使用重刺激手法，对于手法要做到刚中有柔，柔中有刚，刚柔相济，方能奏效。对于部分患者，病情顽固、迁延不愈，亦可选择压痛点局部封闭或针刀等方法治疗。

参考文献

于建. 邵铭熙治疗肱骨外上髁炎经验［J］. 江西中医药，2017，48（2）：20-21.

姚新苗教授针药并用治疗网球肘经验

姚新苗是浙江中医药大学教授，全国第五、第六批名老中医药专家学术经验继承工作指导老师，在网球肘的诊治上积累了丰富的经验。

姚新苗教授认为，网球肘乃气血虚弱、肝气虚损者致不耐劳，因外力、外伤、劳损或风寒湿邪侵袭，导致气血瘀滞，积聚凝结，筋络粘连，壅阻作痛，筋肌拘挛，则屈伸旋转失利。筋肉失养，疲劳则筋伤，病机常集中体现在"不通则痛"，但综合气血运行阻滞、经络闭阻及津液亏损，也不可忽视"不荣则痛"。故临床注重对筋骨动态平衡紊乱的调治，采取中药结合小针刀，针药并用，扶正祛邪，增强疗效。

姚新苗教授认为，中药外洗治疗网球肘的理论为行气活血，以自拟熏洗方为基础，方中用药山柰、红花、海桐皮、豨莶草、甘松、透骨草、艾叶、路路通、威灵仙、王不留行、紫苏叶、花椒，煎取药汁后加入约 5mL 醋，待凉至 50~60℃后湿洗浸泡。

针对不同证型进行辨证论治：气滞血瘀型，疼痛较甚，经久不愈为主症，舌质暗红或有瘀斑、瘀点，脉涩或弦紧者，内服身痛逐瘀汤加减；气血两亏型，营卫不和，肘部麻木为主症，舌淡、脉微弦而紧者，内服黄芪桂枝五物汤加减；风寒湿痹型，关节冷痛不适，遇寒加重，屈伸不利为主症，舌质淡、苔白滑或腻，脉紧或沉迟者，内服桂枝芍药知母汤加减；风热湿痹型，关节红、肿、热、痛，湿热带下，小便短赤，舌苔黄腻，脉滑数者，内服四妙丸加减。

姚新苗教授运用针刀结合捋筋拔络手法治疗网球肘：患者取坐位，肘关节屈曲 90°，平放在治疗台上，医师以拇指端在患者肱骨外上髁附近、肱桡肌、桡侧腕伸肌、指伸肌、旋后肌肌腱附丽点等寻找压痛点，并做好标记。医师戴橡胶手套，常规消毒铺巾，施术部浸润麻醉。按四步进刀法进刀，沿机体纵轴纵行进入，先在肱骨外上髁附近纵行切割，使刀体与骨面成 45°角左右横行分离，切开松解至刀下松动即可，迅速出刀。操作完毕，常规按压止血 5 分钟，以苯扎氯铵贴包扎。患者稍作休息后，医师以一指禅按揉肘关节周围肌肉及曲池、曲泽、手三里等穴位，协助患者屈伸肘腕关节，前臂旋前位做屈伸摇动数次，顺势伸扳肘数次，详细嘱咐患者行握拳、屈肘、旋前等功能锻炼。针刀操作2天后可结合热敷，一般每周1次，治疗1~2周便能恢复肘关节功能。

参考文献

吴雨伦，王春富，彭志强，等. 姚新苗教授针药并用治疗网球肘经验［J］. 中国乡村医药，2020，27（13）：15.

林定坤教授基于"病机三因"理论治疗网球肘经验

林定坤教授为广州中医药大学教授、博士研究生导师、广东省名中医，从事骨伤科教学、临床及科研工作20余年，集合岭南骨伤科与海派中医石氏伤科优势，对慢性筋骨病有着深入的研究及独到的见解。

林定坤教授认为，网球肘从属慢性筋骨病。多因肘臂筋骨劳伤，出现功能障碍；日久则耗伤肘部气血，导致气血痹阻、气血虚弱等；加之风寒湿等外邪入侵，引动体内痰湿瘀血为患，加剧内外环境失衡，从而导致发病。

林定坤教授运用筋骨辨证、气血辨证和兼邪辨证的"病机三因"理论（三因辨证），将网球肘病机归纳为"筋骨失衡、气血不和、邪气积聚"，并在此基础上确立了"平衡筋骨、调和气血、并除兼邪"的治疗方法。"平衡筋骨"主要以手法治疗肘部筋伤，颈肘同病者兼顾颈椎筋骨平衡，疾病稳定期则需要导引练功强壮肘臂筋骨；"调和气血"重在调节手三阳经经气，并根据气血虚实分期论治;"并除兼邪"则应辨明患者兼邪性质,根据兼邪致病的特点早期以祛风散寒除湿为主、后期以化痰祛瘀为主。在"病机三因"理论指导下治疗网球肘,临床疗效颇佳。

参考文献

钟坤景,何坤,陈树东. 林定坤基于"病机三因"理论治疗肱骨外上髁炎经验 [J]. 环球中医药,2020,13(10):1775-1778.

严隽陶教授"杂合以治"学术思想在
网球肘治疗中的运用

上海市名中医严隽陶教授是上海中医药大学终身教授、博士研究生导师、博士后流动站导师,为第三、第五、第六批全国名中医药专家学术经验继承工作指导老师,全国推拿专业第一批硕士研究生导师,全国推拿专业第一位博士研究生导师,享受国务院政府特殊津贴。

严隽陶教授认为,"杂合以治"在临床具体应用中包含两层意思:一是合"治疗原则",二是合"治疗方法"。在网球肘中,病机上既存在气血失调,也存在筋骨失衡。故治疗原则的确立上要"杂合"舒筋活血、通络止痛和滑利关节等治则;在疾病的治疗上,必须"杂合"推拿手法、传统功法、康复训练、物理治疗、汤药方剂、营养治疗、针刺等,方能取得良好的治疗效果。

严隽陶教授重视经络理论,辨筋结合手法论治网球肘,在临床应用时,将中医经络学说中经筋的"束骨利关节"的功能特点,与现代生物力学的"蠕变"学说相结合,将现代康复理论与中医推拿汇通，以"柔疏筋，刚致强"的手法治则，"从筋论治"肘关节疾病，临床观察疗效显著。

常用手法有滚法、按揉法、弹拨法、擦法、关节运动法等。具体包括以下 4 个步骤。

1. 沿伸腕肌肌腱从肘部至腕部做滚、揉、拿手法。

2. 在肘关节外侧用一指禅推法或拇指螺纹面按揉曲池、手三里、少海、阿是穴等穴，弹拨分筋肱骨外上髁压痛点。

3. 以患肢为右侧为例，医师用右手虎口握患者患侧腕背，左手托肘，左手拇指置于患者肱骨外上髁处，右手牵患者前臂行拔伸、屈伸及旋转肘关节。同时左手拇指弹拨患者肱骨外上髁处伸腕肌肌腱。牵抖前臂。

4. 用擦法于肱骨外上髁及前臂处，结束治疗。

参考文献

林强，严隽陶，龚利. 严隽陶"杂合以治"学术思想在推拿学中的运用 [J]. 中华中医药杂志，2019，34（9）：4105-4107.

王友仁主任医师治疗网球肘经验

北京按摩医院王友仁主任医师临床工作近 50 年，擅长以按动疗法治疗各类伤科疾病。按动疗法是指医师以指或掌置于患者某一穴位或部位上，同时患者配合做某关节主动或被动运动，从而达到理筋整复、消炎镇痛的目的。

王友仁主任医师制定了消除局部炎症反应、松解粘连、修复局部软组织的治疗策略。其核心包括施术手法和治疗部位。首先，可在肘节关外侧做中度刺激量的揉拨法，并配合肘关节屈伸运动，体现按动治疗。具体方法：首先，一只手拇指按压住压痛点，另一只手握住患者腕关节做肘关节的屈伸旋转运动，利用关节运动时肌纤维在按压手指下的滑动捋平损伤的肌纤维，促进炎症吸收和损伤修复。其次，可分别在前臂外侧、桡侧腕伸肌处进行按揉放松。后用远端取穴方法按动治疗。对此，王友仁主任医师总结为"三点、一线、一提、一扳"。

1. "三点"指以下 3 个点：

（1）关节后方，肩贞下方。患者外展上举患肢，以掌扶头后，医师可在肩贞后方寻到压痛点，以拇指或穴枪进行点按，此时疼痛可沿上臂向下传导至肱骨外上髁处，若手法能达到此效果，则治疗效果甚佳。

（2）外关点：以外关为中心上下 2cm 一线，医师可以示指、中指和拇指相对，提拿皮肤数十秒。此过程可配合做肘关节的屈伸活动。

（3）掌骨间网球点：此点位于手掌背侧，在 2～3 掌指关节上方 0.5 寸（1.7cm）处。点按此点，并配合屈伸运动肘关节，肱骨外上髁处疼痛将得到减轻。

2. "一线"指以尺泽为中心上下 1 cm 一线，临床可在此线上做反复拨揉法数遍，特别是对压痛点可采用按动疗法进行治疗。

3. "一提"指通过顿提法使关节得以松弛，从而改善局部血液循环，促进炎症吸收和局部致痛物质的代谢。以患者右肘为例，医师以双手掌环抱住患者肘关节，以腋窝夹持住患肘，然后用双手做肘关节环转运动数遍，随即突然向上提拉患者肘关节，力量适度，此时常可闻及响声，提示手法成功，患者顿感轻松。此手法目的乃纠正局部软组织的粘连痉挛，对于肱骨外上髁和桡骨头之间压痛点的治疗通常能获得满意的效果。

4. "一扳"指网球肘的患者在诊疗时一般可发现第 3 胸椎有

不同程度后突并伴有压痛，此时可灵活选取仰卧位、坐位或俯卧位的姿势进行纠正。

参考文献

王大楠. 王友仁按动疗法治疗肱骨外上髁炎经验探析［J］. 中国中医药信息杂志，2015，22（8）：117－119.

王道全教授治疗网球肘经验

山东中医药大学王道全教授认为正气亏虚是网球肘发生的内在因素，外邪入侵或外伤是外因。"劳则气耗""阳气者，烦劳则张"，故劳损可耗伤正气，导致气血亏虚，不荣则痛；外伤后损伤经络，气滞血瘀，不通则痛；或风寒湿之邪趁虚而入，阻滞经络气血，不通则痛而为病。

王道全教授创新提出了"推、熏、灸、封"四联疗法，即运用推拿、中药熏洗、灸法与局部封闭四法，综合治疗网球肘。此法是运用中西医理论标本兼治的方法。推拿手法以舒筋活血通络，配合中药熏洗、艾灸相须并用，以治其本；局部封闭治疗以治其标。标本兼治，相得益彰，故疗效显著。其具体治法如下。

1. 推拿法。

（1）患者取坐位，医师用轻柔的㨰法、揉法于患者肘后外侧沿前臂伸肌群往复治疗。

（2）医师以拇指端按揉阿是穴、尺泽、曲池、手三里、外关、合谷等穴，以"得气"为宜，体壮邪实者按揉之力宜稍重，以患者耐受为原则。拿捏前臂部，沿前臂伸肌群往返施术 5～6 遍以通络止痛。

（3）医师以左手握患者肘部，左手拇指按于患者外上髁前方，右手握其腕部，四指在上、拇指在下，使患者前臂置于掌心向上的旋后位。医师以右手逐渐屈曲患者肘关节至最大限度，左手拇指用力按压患者肱骨外上髁的前方，以耐受为度，然后再伸直其肘关节，同时医师左手拇指推至患处桡骨头的前上面，沿桡骨头外侧缘向后弹拨伸腕肌起始部及桡侧腕伸肌数次。施术后患者可有桡侧三指麻木感及疼痛减轻的现象。

（4）大鱼际擦法：可配合水杨酸甲酯、红花油等适量介质，擦肘部外上髁及前臂伸肌群，局部达灼热为度。

每天或隔天推拿 1 次，每次治疗时间 20 分钟左右，6 次为 1 个疗程。

2. 中药熏洗法：用于病程较久的患者。药物组成：透骨草 30g、伸筋草 30g、生川乌 30g、细辛 5g、红花 30g、当归尾 30g、花椒 12g、艾叶 12g、苏木 10g、桑枝 20g、制乳香 10g、甘草 10g。上药加水 3500mL，浸泡 30 分钟后，水煎 20 分钟，趁热熏洗患处，每次熏洗 1～2 小时，每天熏洗 1～2 次。每剂药可连用 2～3 天，6～12 天为 1 个疗程。

3. 艾灸法：无论患病新久，均可用之，且疗效显著。用清艾条悬起灸肱骨外上髁痛处，时间约 5 分钟，其他穴位如曲池、尺泽、手三里等各灸 2～3 分钟，以皮肤发红、有灼热感为度。每天艾灸 1 次，连续治疗 6 次为 1 个疗程。

4. 局部封闭法：用于急性期患者。嘱其裸露治疗部位，常规无菌消毒，选用醋酸泼尼松龙 25mg，加 2.5% 利多卡因 1mL，于外上髁处封闭，每周 1 次，可连续 1～3 次。

参考文献

范圣华，孙均重，田端亮，等. 王道全教授治疗肱骨外上髁炎经验［J］. 河南中医，2007（4）：17－18.